Le guide du projet d'établissement en secteur médico-social

Pour une élaboration ou une révision pilotée et collaborative du document

Jean-Claude Bernadat

Le guide du projet d'établissement en secteur médico-social

Pour une élaboration ou une révision pilotée et collaborative du document

L'Harmattan

Du même auteur chez l'éditeur

Une démarche qualité systémique pour le secteur médico-social, Éditions universitaires européennes, 2019

5-7, rue de l'École-Polytechnique, 75005 Paris
http://www.editions-harmattan.fr
ISBN : 978-2-343-23273-7
EAN : 9782343232737

SOMMAIRE

PRÉAMBULE

Les établissements sociaux et médicaux-sociaux (ESMS) traversent depuis deux décennies une période de transformation majeure. Ce changement de paradigme se traduit notamment par le passage de l'oralité à l'écrit, du ressenti à la preuve, du prêt à porter au sur mesure, d'une obligation de moyens à une exigence de performance.

Dans ce cadre, la production, puis la révision, tous les cinq ans, d'un projet d'établissement ou de service répond à la nécessité impérieuse de modéliser l'intervention avant sa mise en œuvre, de soigner l'approche avant le déploiement.

Rédiger ce que l'on va faire et le motiver doit permettre, à la suite, de faire ensemble comme on a prévu de faire, puis de vérifier si ce que l'on a fait est aligné sur ce que l'on souhaitait faire, avant de fixer les actions permettant d'améliorer le service rendu.

L'élaboration du projet d'établissement ou de service est, avec le recrutement, un des actes essentiels du management. Disposer des compétences idoines est, certes, un facteur clé de succès. Pour autant, ces aptitudes disponibles ne pourront s'exprimer que si les professionnels mobilisés partagent un socle commun de valeurs et de principes d'action.

A ce titre, le projet constitue le document de référence qui développe les axes stratégiques, les principes de l'organisation et les modalités d'intervention du dispositif concerné.

Si chaque structure médico-sociale n'adresse pas à l'équipe dont elle dispose une même partition, alors chacun jouera sa propre musique au gré d'une cacophonie de pratiques hétérogènes et décalées.

Ce guide[1] vous donne les clés pour conduire le processus d'élaboration ou de révision de votre projet d'établissement ou de service puis vous propose l'architecture d'un plan détaillé et illustré d'exemples concrets.

NB : chaque acronyme utilisé dans ce document est traduit dans le glossaire en fin d'ouvrage.

[1] Plusieurs établissements ont élaboré ou révisé avec succès leur projet en référence aux préconisations formulées par cet ouvrage.

A/ UNE MÉTHODOLOGIE PRÉCISE ET ÉPROUVÉE

1. LES ATTRIBUTS DU PROJET D'ÉTABLISSEMENT OU DE SERVICE (PE/PS)

1.1. LA DEFINITION ET LE POSITIONNEMENT DU PE/PS

Le terme projet vient du latin « PROJECTUS » qui signifie « jeter en avant ».
Pour le dictionnaire, c'est l'idée d'une chose que l'on se propose d'exécuter.
En entreprise, il s'agit d'un ensemble finalisé d'activités et d'actions mises en œuvre pour répondre à un besoin défini dans des délais fixés et dans la limite d'une enveloppe budgétaire allouée.
Pour l'ANESM, le PE/PS est un outil qui garantit les droits des usagers en ce sens qu'il définit des objectifs en matière de qualité des prestations et qu'il rend lisibles les modes d'organisation et de fonctionnement de la structure.
Un projet informatique est un ensemble de chose que l'on se propose de faire sur une période donnée, mettant en œuvre des ressources humaines et matérielles, faisant l'objet d'une budgétisation et aboutissant à un ensemble de livrables.
Ainsi, peut-on définir le projet d'établissement ou de service comme un document qui formalise, au regard de son environnement réglementaire, social et économique, une stratégie, une organisation et des principes d'action adaptés.

Il convient, alors, de positionner ce document dans la hiérarchie des projets :

Politiques sociales nationales, lois et textes réglementaires

↓

Schémas et projets territoriaux

↓

Projet associatif

↓

Projet de pôle

↓

Projet d'établissement ou de service

↓

Projet d'unité ou d'antenne

↓

Projet personnalisé d'accompagnement

1.2. LES CARACTÉRISTIQUES DU PE/PS

Le projet est **situationnel** au motif qu'il dépend du contexte politique, réglementaire, territorial, social et économique en externe et des spécificités de l'établissement ou du service au moment de son élaboration.
Le projet est **stratégique** puisqu'il précise la mission de l'établissement, les objectifs qui en découlent et les prestations qu'il va servir en réponse aux attentes et aux besoins de la société.
Le projet est **tactique** dans la mesure où il définit l'organisation et les principes d'action devant lui permettre d'atteindre ses objectifs.

Le projet est **prédictif** à travers les évolutions que l'établissement prévoit de mettre en œuvre sur la durée de vie du document. A ce titre, il convient de noter que les améliorations importantes prescrites par le PE/PS doivent être couvertes par des fiches « action » (voir § 7.4).

Le projet est **collectif** dès lors qu'il concerne l'ensemble des professionnels d'un établissement chargé de sa mise en œuvre.

Le projet est **collaboratif** puisqu'il associe les parties prenantes de l'établissement à son élaboration.

Le projet est aussi **évolutif** à l'aune des modifications du contexte externe ou des transformations internes. Le PE/PS est donc révisable en raison des mobiles suivants :

MOTIFS EXTERNES

Changement des politiques sociales et de la réglementation, nouveau schéma territorial ;

Projet associatif actualisé, évolution du public accueilli, obsolescence du document…

MOTIFS INTERNES

Conduite du changement, démarche d'amélioration continue,

Développement de l'offre de service, regroupements…

Le projet d'établissement développe successivement trois dimensions. La première concerne le cadre de référence de l'établissement (politiques sociales, réglementations, projet associatif…). La deuxième porte sur la stratégie du dispositif (mission, objectifs, valeurs, règles, offre de service…). La troisième précise les modalités opérationnelles de réalisation des prestations annoncées (métier et support).

1.3. LES ENJEUX DU PE/PS

Le projet d'établissement ou de service est vecteur d'une valeur ajoutée sur de multiples aspects :
C'est d'abord un outil de management qui dote les professionnels du dispositif d'un document de référence porteur d'une mutualisation des objectifs, des règles de l'organisation et des principes d'intervention.
Il constitue, par ailleurs, un outil qui positionne l'établissement dans le temps et dans l'espace.
Le projet d'établissement ou de service est un vecteur de négociation, notamment dans le cadre de la signature d'un CPOM ou de la recherche d'un partenariat.
Il s'agit, également, d'un support de communication, à disposition, sur le site INTERNET dédié, de toutes les parties prenantes de l'établissement.
En dernier, lieu, le PE/PS est un outil puissant de conduite du changement dans la mesure où son élaboration questionne l'existant et intègre les perspectives d'action dont l'établissement se dote et dont la mise en œuvre est étalée sur les cinq années de la validité du document.

2. LE PE/PS : RÉGLEMENTATION ET BONNES PRATIQUES

2.1. LA RÉGLEMENTATION EN MATIÈRE DE PE/PS

CODE DE L'ACTION SOCIALE ET DES FAMILLES : CASF PARTIE LEGISLATIVE		
Établissements concernés : Tous	Article L.311-8	Pour chaque établissement ou service social ou médico-social, il est élaboré **un projet d'établissement ou de service,** qui définit ses objectifs, notamment en matière de coordination, de coopération et d'évaluation des activités et de la qualité des prestations, ainsi que ses modalités d'organisation et de fonctionnement. **Ce projet** est établi pour une durée maximale de cinq ans après consultation du conseil de la vie sociale ou, le cas échéant, après la mise en œuvre d'une autre forme de participation.

CODE DE L'ACTION SOCIALE ET DES FAMILLES : CASF PARTIE REGLEMENTAIRE		
Établissements concernés	**Article**	
Accueil d'enfants ou adolescents présentant des déficiences intellectuelles	Article D.312.12	**Un projet d'établissement** à visée pédagogique, éducative et thérapeutique précise les objectifs et les moyens mis en œuvre pour assurer cet accompagnement.
Établissements et services prenant en charge des enfants ou adolescents présentant une déficience motrice	Article D. 312.61	6° L'élaboration d'un projet d'établissement à visée pédagogique, éducative et thérapeutique précisant les objectifs et les moyens mis en œuvre pour assurer cet accompagnement.
Établissements et services prenant en charge des enfants ou adolescents présentant une déficience motrice	Article D. 312.61	6° L'élaboration d'un projet d'établissement à visée pédagogique, éducative et thérapeutique précisant les objectifs et les moyens mis en œuvre pour assurer cet accompagnement.

Établissements et services prenant en charge des enfants ou adolescents polyhandicapés	Article D. 312.84	7° L'élaboration d'un projet d'établissement à visée pédagogique, éducative et thérapeutique précisant les objectifs et les moyens mis en œuvre pour assurer cet accompagnement.
Établissements et services prenant en charge des enfants ou adolescents atteints de déficience auditive grave	Article D. 312.99	6° L'élaboration d'un projet d'établissement à visée pédagogique, éducative et thérapeutique précisant les objectifs et les moyens mis en œuvre pour assurer cet accompagnement.
Établissements et services prenant en charge des enfants ou adolescents atteints de déficience visuelle grave ou de cécité.	Article D. 312.112	5° L'élaboration d'un projet d'établissement à visée pédagogique, éducative et thérapeutique d'établissement précisant les objectifs et les moyens mis en œuvre pour assurer cet accompagnement.

2.2. LES RECOMMANDATIONS DE BONNES PRATIQUES (RBPP) EN MATIÈRE DE PE/PS

2.2.1. *La RBPP sur le projet d'établissement ou de service : Mai 2010*

Les principes fondant le projet
Une démarche et un document de référence ▪ Le projet d'établissement ou de service (PE-PS) pose les principes d'action et les orientations stratégiques pour les 5 ans à venir. ▪ Il constitue un texte ayant valeur de référence. Il est un repère qui permet d'être réactif aux changements extérieurs. ▪ Une articulation avec les évaluations internes et externes ; ▪ Le PE-PS et l'évaluation sont articulés à plusieurs niveaux : .1. Le PE/PS constitue une base documentaire à partir de laquelle les questions évaluatives seront posées ; .2. Il comporte des tableaux de bord qui, renseignés et repris annuellement dans les rapports d'activité, serviront de base aux évaluations ; .3. Il définit les objectifs à atteindre qui font l'objet d'un bilan/évaluation à terme. Chaque objectif est donc accompagné d'indicateurs de suivi et d'évaluation. .4. Il intègre les pistes d'amélioration, l'évaluation servant de base d'actualisation du PE-PS. .5. Il explicite la procédure d'évaluation interne et externe.

Une élaboration reposant sur la participation active des parties prenantes

Un projet intégrant les évolutions majeures du secteur

▪ Le PE-PS intègre les évolutions des publics accueillis et leur propose une place identifiée pour son élaboration.

▪ Il identifie l'évolution des moyens et articule l'activité de l'établissement/service avec des nouveaux modes de coopération.

▪ Le PE-PS développe les nouveaux modes d'encadrement.

▪ Un engagement fort de la part des dirigeants (directeurs et administrateurs) est nécessaire au bon déroulement de la démarche.

▪ L'élaboration d'un PE-PS est basée sur la participation de l'ensemble des parties prenantes :
.1. Les professionnels sont des ressources clés pour nourrir le PE-PS d'un savoir collectif interdisciplinaire relatif aux attentes, besoins et réponses à apporter aux personnes accompagnées.
.2. Des groupes de travail permettent les représentations et contributions de toutes les fonctions des professionnels de l'établissement ou du service ;
.3. La participation des usagers et/ou de leurs représentants légaux est essentielle pour s'adapter à leurs besoins et attentes. Ceux-ci sont associés aux thématiques centrales du PE-PS ;
.4. Les partenaires, bénévoles et stagiaires peuvent être associés au PE-PS.

▪ Il revient au comité de pilotage de décider de la forme selon laquelle il souhaite organiser la contribution de chaque partie prenante : entretiens, groupes de travail et débats, enquêtes de satisfaction, recherches documentaires, étude des besoins des publics.

Les thématiques à traiter
L'histoire et le projet de l'organisme gestionnaire ▪ Un PE-PS présente synthétiquement les repères historiques, les évolutions majeures de l'établissement/service en lien avec celles des publics, de l'environnement socio-économique et des politiques sociales. ▪ Il convient de s'assurer de la cohérence entre les valeurs défendues par l'organisme gestionnaire et les principes d'intervention de la structure. Les missions ▪ Faciliter l'adéquation entre l'autorisation et la pratique de l'établissement/service : Adapter les modes d'accompagnements aux attentes/besoins du public dans le PE ; Avec le PE, renégocier, si nécessaire une autorisation plus conforme aux besoins du public. ▪ Replacer les missions dans le contexte juridique et institutionnel : • La définition juridique de l'établissement/service (au sens du CASF) ; • L'adéquation entre l'offre de service et les orientations des schémas ; • Les articles des autorisations, habilitations ou circulaires qui définissent le type de public accueilli, le nombre de places/mesures (et les modalités particulières de prise en charge) ; • Les conventions qui lient l'établissement/service à d'autres institutions.

Le public et son entourage

- Décrire le public accueilli par des caractéristiques spécifiques et des dynamiques de parcours et en tirer les conclusions.
- Favoriser l'expression et la participation des usagers : projet personnalisé, CVS, enquête de satisfaction, boite à idée, commission menu…
- Préciser la place de l'entourage : maintien des liens, coopération, consultation.

La nature de l'offre de service et son organisation

- L'offre de service se définit comme les caractéristiques générales de l'accompagnement, prestations et activités mises en œuvre par l'établissement/service.
- L'accent est mis sur la cohérence des activités et des prestations proposées, pour montrer l'efficience de la prise en charge dans sa globalité.
- Le PE-PS inscrit les différentes interventions à l'intérieur d'un projet global et cohérent qui définit toute l'organisation de l'établissement/service à travers :

Ses modalités d'admission ;

Ses différents volets techniques (par exemple : projet de soins, projet de vie, projet pédagogique, projet thérapeutique, projet d'animation) ;

Son organisation des différents groupes/unités de vie ;

Ses moyens matériels permettant la réalisation des missions (professionnels, locaux…).

L’ancrage des activités dans le territoire : partenariats et ouverture

▪ Il convient d’analyser les spécificités et plus-values du territoire ainsi que les coopérations à poursuivre ou à mettre en œuvre.
▪ Concernant les partenariats liés aux missions, il est pertinent :
De distinguer clairement les partenariats obligatoires et d’en analyser les engagements réciproques ;
D’identifier le mode de relation avec ces structures/intervenants : partenariats formalisés ou non, implication directe des professionnels, relations informelles… ;
D’analyser les apports réciproques, pour les usagers comme pour les professionnels.

Les principes d’intervention

▪ Ces principes fondent les pratiques professionnelles quotidiennes. Ils reposent sur des réflexions théoriques partagées par l’équipe (prise de risque éducatif), des valeurs communes (laïcité), des injonctions légales ou règlementaires (principe de sécurité des résidents).

▪ Le PE-PS explicite la manière dont l’établissement/service prend en compte les paradoxes propres à la prise en charge (équilibre à trouver entre liberté et sécurité, personnalisation de l’accompagnement et vie en collectivité...).

▪ Chaque structure apporte sa réponse, qui constitue en quelque sorte sa carte d’identité, son positionnement éthique et technique.

▪ La définition de ces principes s’accompagne d’une réflexion sur leur traduction concrète dans des modalités de travail.

Les professionnels et les compétences mobilisées

▪ Cette thématique peut faire l'objet d'un volet social du PE-PS, présentant la politique sociale de la structure qui traitera notamment :

- Des compétences et des qualifications mobilisées à travers le tableau des effectifs ;
- Des fiches de poste et de l'organigramme ;
- Des modalités de transmissions et des réunions de coordination interdisciplinaire ;
- De la formation et des analyses des pratiques ;
- Du positionnement des professionnels à l'égard des usagers.

Les objectifs d'évolution, de progression, de développement

▪ Les objectifs définis doivent être pragmatiques et réalisables d'ici la réactualisation du PE-PS ou de la prochaine évaluation. Ils sont à mettre en œuvre sous la forme de fiches-actions (rassemblées en un plan d'actions).
▪ Les nouvelles activités ou prestations mises en place seront évaluées avant d'en décider la poursuite et le développement éventuels.

L'organisation de la démarche

Poser le cadre

▪ La mise en place du pilotage de projet
Un comité de pilotage est installé au lancement des travaux. Il est composé de professionnels, de représentants de l'organisme gestionnaire et de représentants des usagers.
Il décide de la méthode de travail et du calendrier, s'assure du processus de mise en œuvre, priorise les thématiques, et pré-valide les écrits.
▪ Le lancement de la démarche
Une réunion générale associant le personnel, les représentants des usagers et les administrateurs est organisée afin de donner le coup d'envoi symbolique de la démarche et de présenter la méthode et le calendrier.

Procéder par étapes

▪ Le processus d'élaboration se décompose en plusieurs étapes :

1. l'analyse préalable caractérise les besoins du public, les ressources locales et territoriales ;
2. l'identification des enjeux propres à la structure et la définition des thèmes prioritaires ;
3. l'organisation de groupes de travail et la préparation des séances de travail ;
4. la rédaction qui est confiée de préférence à une seule personne (exigence d'homogénéité) ;
5. la validation technique (comité de pilotage) et la validation politique (instances dirigeantes) ;
6. le suivi qui est confié à une instance dédiée.

Repérer et mobiliser les moyens disponibles

▪ L'élaboration du PE-PS est une obligation légale.
▪ Cependant, des facteurs tels que la taille, les qualifications des personnels ou les modalités d'intervention (à domicile/en établissement) impactent fortement la capacité concrète des structures à mettre en œuvre le projet.
▪ Il faut ainsi ajuster la démarche et la production attendue aux moyens dont la structure dispose, tant sur le plan des thématiques et enjeux concrets, que sur le plan des méthodes de travail à mettre en place.

La mise en forme et les usages du document

▪ Certains éléments ne doivent pas être oubliés dans la rédaction du PE-PS :

- Le nom usuel, le type d'établissement ou de service (FINESS),
- L'adresse et les principales coordonnées,
- Le nom et la raison sociale de l'organisme gestionnaire qui apparaissent dès la première page ;
- Les dates de validité de projet ;
- Le contenu du projet étayé par des photographies, graphiques et témoignages ;
- La formalisation des objectifs sous forme de fiches actions.

▪ Il peut être intéressant d'élaborer un document exhaustif et une synthèse reprenant les éléments principaux, notamment les objectifs d'évolution.
▪ Il s'agit d'un outil de management :
Le PE - PS permet au professionnel de repérer à la fois le sens de son action et sa place dans l'organisation. Le professionnel s'approprie ainsi les évolutions auxquelles il va participer, les objectifs et moyens affectés à cette évolution.
Pour qu'il remplisse ce rôle d'intégration, le PE-PS est présenté à chaque nouvel embauché.

▪ Un outil de conduite du changement, s'appuyant sur le plan d'action et les fiches-action élaborées. ▪ Un outil institutionnel de positionnement et de négociation : Le PE-PS est un document de référence. Il régule les relations avec les partenaires, les autorités et les collectivités publiques. ▪ Un outil de communication : Le PE-PS est mis à disposition des personnels, des partenaires, des personnes accompagnées et de l'entourage.

2.2.2. *Les autres RBPP qui traitent du PE/PS*

.1. BIENTRAITANCE – JUILLET 2008
Le projet d'établissement ou de service décline des objectifs concrets et précise les moyens utilisés pour les atteindre (notamment en termes de recrutement, de formation, de gestion des Ressources Humaines).

.2. MISE EN ŒUVRE D'UNE STRATEGIE D'ADAPTATION A L'EMPLOI DES PERSONNELS AU REGARD DES POPULATIONS ACCOMPAGNEES – JUILLET 2008
Inscrire dans le projet d'établissement ou de service, la stratégie d'adaptation à l'emploi qui s'articule avec ses différents axes : prestations mises en œuvre, modes d'organisation du travail, moyens en personnel et axes d'évolution.

.3. L'EXERCICE DE L'AUTORITE PARENRALE DANS LE CADRE DU PLACEMENT MARS 2010
→ Le projet d'établissement/service explicite les finalités du travail avec les parents ainsi que les principes d'intervention. Il décrit les modalités d'implication des parents et les moyens mis en œuvre.

.4. LE QUESTIONNEMENT ETHIQUE DANS LES ESMS - OCTOBRE 2010
Le projet d'établissement ou de service doit afficher un positionnement clair sur la place de la réflexion éthique dans le dispositif institutionnel. Le projet d'établissement ou de service identifie trois axes : .1. Les valeurs et leur traduction dans les principes d'action. .2. L'évaluation de la mise en acte de ces principes dans les situations concrètes et singulières. .3. Les modalités et la formalisation de la réflexion éthique.

.5. LE PARTAGE D'INFORMATION A CARACTERE SECRET EN PROTECTION DE L'ENFANCE – MAI 2011
Le dossier de l'enfant est un outil de travail institutionnalisé qui prend place dans le PE-PS.

.6. LE PARTAGE D'INFORMATION A CARACTERE SECRET EN PROTECTION DE L'ENFANCE – MAI 2011
Le cadre d'intervention : le projet d'établissement ou de service .1. Connaître les caractéristiques du public. .2. Définir les principes d'intervention des accompagnants. .3. Coordonner les accompagnants.

.7. L'EVALUATION INTERDISCIPLINAIRE DE LA SITUATION DU MINEUR/JEUNE MAJEUR EN COURS DE MESURE - MARS 2013
Décliner dans le projet d'établissement/service le cadre réglementaire relatif à la pratique de l'évaluation interdisciplinaire.

.8. ADAPTATION DE L'ACOMPAGNEMENT…EN ESAT – MAI 2013
Intégrer dans le projet d'établissement les spécificités des publics : .1. En définissant dans le projet d'établissement les services spécifiques développés en fonction de la caractéristique des publics accueillis. .2. En identifiant dans le projet d'établissement, les champs où l'ESAT doit s'appuyer sur des partenariats pour accompagner les travailleurs handicapés.

.9. ACCOMPAGNEMENT A LA SANTE…PERSONNES HANDICAPEES – JUILLET 2013
Formaliser dans le projet d'établissement ou de service les principales ressources dont dispose la structure et celles dont elle a besoin pour accompagner la santé des personnes : .1. En définissant un objectif global d'accompagnement à la santé et d'accès aux soins… .2. En précisant : les possibilités et les limites d'accompagnement médical et paramédical de la structure et du territoire, les modalités d'intervention, de coopération et de partage d'informations… .3. En l'ajustant au regard des rapports d'activités médicales, de la démarche d'évaluation interne, de l'offre de soins du territoire, des nouvelles technologies et de la télémédecine.

.10. PROGRAMME QUALITE DE VIE EN MAS ET FAM – DECEMBRE 2014
Définir dans le projet d'établissement les principes et pratiques relatifs à la communication et à la participation : .1. Rappeler dans le projet de l'établissement, le contexte législatif et les valeurs de l'établissement concernant l'expression, l'information et la participation des personnes accueillies. .2. Décrire dans le projet d'établissement, les besoins et attentes spécifiques en termes d'expression et de compréhension du (des) public(s) accueilli(s). .3. Décrire les principes de mise en œuvre de l'expression et de l'information des personnes. .4. Faciliter l'appropriation, par l'ensemble des professionnels, des orientations relatives à l'expression et à l'information définies dans le projet d'établissement

.11. EXPRESSION/PARTICIPATION DU MINEUR, DE SES PARENTS ET DU JEUNE MAJEUR EN PROTECTION DE L'ENFANCE - DECEMBRE 2014
Inscrire l'expression et la participation dans le projet institutionnel.

.12. REPERAGE, DIAGNOSTIC…EN CAMSP – JANVIER 2015
Favoriser les échanges interdisciplinaires en intégrant, dans le projet d'établissement, les principes et les modalités de mise en œuvre du travail interdisciplinaire.

.13. L'ADAPTATION DE L'INTERVENTION AUPRES DES PERSONNES HANDICAPEES VIEILLISSANTES – MARS 2015
Considérer, dans le projet d'établissement ou de service, les personnes handicapées vieillissantes : .1. En identifiant les caractéristiques et les besoins des personnes handicapées vieillissantes. .2. En organisant une réflexion éthique, au sein de la structure ou de l'organisme gestionnaire, sur la question du vieillissement des personnes handicapées. .3. En mentionnant dans le projet d'établissement/service et dans le livret d'accueil les grands principes d'accompagnement issus de cette réflexion générale et éthique. .4. En décrivant les actions que la structure envisage de mettre en place, en interne, pour améliorer la qualité de l'accompagnement des personnes handicapées vieillissantes. .5. En décrivant les partenariats que la structure envisage de créer ou de renforcer, et en précisant les modalités de collaboration avec ces partenaires.

.14. PRENDRE EN COMPTE LA SANTE DES MINEURS/MAJEURS EN PROTECTION DE L'ENFANCE - JANVIER 2016
Rédiger un volet santé au sein du projet d'établissement ou de service incluant une dimension d'éducation et de promotion de la santé.

.15. FAVORISER LES ARTICULATIONS ENTRE PROFESSIONNELS INTERVENANT EN PROTECTION DE L'ENFANCE ET LES PROFESSIONNELS INTERVENANT DANS UN CADRE PENAL… - JANVIER 2016

En prenant en compte la qualité et la nature des articulations des mesures administratives, civiles et pénales, en évaluant régulièrement les procédures et pratiques associées à l'articulation des mesures entre les professionnels dans le cadre de la réécriture du projet d'établissement.

.16. PRISE EN COMPTE DE LA SANTE PHYSIQUE ET PSYCHOLOGIQUE DES PERSONNES ACCUEILLIES EN CHRS – MARS 2016

Exposer clairement les axes stratégiques du CHRS au sein du projet d'établissement favorise l'adoption d'une démarche rigoureuse et partagée de promotion de la santé allant de l'identification des priorités à l'accompagnement des personnes accueillies.

.1. Définir dans le projet d'établissement…un objectif d'accompagnement global de la santé en positionnant le CHRS non seulement sur un rôle d'information mais aussi sur celui du développement des apprentissages sur les questions de santé (accroissement du pouvoir d'agir sur les déterminants de celle-ci) …

.2. Caractériser les choix de l'établissement quant aux actions à mener en direction de la santé…

.3. Préciser dan le projet d'établissement : les possibilités d'accompagnement médical et paramédical au sein de l'établissement et leur limite ; les structures ressources du territoire permettant d'assurer un suivi médical…et des actes infirmiers…

.4. Valoriser les conditions d'hébergement énoncées en évoquant les possibilités d'être accueilli dans le cadre d'une hospitalisation à domicile, d'une grossesse, etc… (ou présenter les solutions alternatives proposées : l'accueil en lits halte soins santé, en lit d'accueil médicalisé, en résidence sociale, en centre maternel, etc…).

.17. SPECIFICITE DE L'ACCOMPAGNEMENT DES ADULTES HANDICAPES PSYCHIQUES – MAI 2016
Adapter le projet de l'ESAT aux spécificités du handicap psychique.

.18. ESPACE DE CALME – RETRAIT – APAISEMENT – JANVIER 2017
Construire et inscrire dans le projet d'établissement des possibilités de retrait au sein des espaces collectifs.

.19. VALORISER LES RESULTATS DE VOS EVALUATIONS – OCTOBRE 2016
Partie 2 : définir et prioriser ses objectifs

.20. QUALITE DE VIE EN RESIDENCES AUTONOMIE – MARS 2018
Le projet d'établissement comme garant de la qualité de vie et de la stratégie d'accompagnement : .1. Établir un diagnostic interne .2. Établir un diagnostic externe pour une inscription de la résidence dans l'offre gérontologique de son territoire .3. Coconstruire le projet d'établissement avec les parties prenantes

.21. LA PRÉVENTION DE LA VIOLENCE ENTRE ADOLESCENTS AU SEIN DES ÉTABLISSEMENTS D'ACCUEIL – PROTECTION DE L'ENFANCE – MARS 2018
Intégrer formellement, dans le projet d'établissement et le règlement de fonctionnement : .1. Les éléments légaux interdisant le recours à la violence entre personnes ainsi que toute autre forme de violence ; .2. Les missions de l'établissement et leurs liens relativement à la thématique de la prévention des faits de violence entre adolescents ; .3. La nécessité d'un traitement systématique des faits de violence, y compris entre adolescents ; .4. L'interdiction de la vengeance entre adolescents à la suite d'une violence subie ; .5. Le refus de cautionner une forme de « loi du silence » entre jeunes, consistant à ne traiter que les faits effectivement relatés ou constatés.

.22. REPÉRAGE/ACCOMPAGNEMENT EN CHRS DES VICTIMES ET AUTEURS DE VIOLENCES AU SEIN DU COUPLE - SEPTEMBRE 2018
Intégrer dans le projet d'établissement un volet sur les violences au sein du couple déclinant la stratégie de repérage et d'intervention auprès des victimes, selon : .1. Les facteurs de risques ; .2. Les possibilités d'accueil et d'accompagnement sur le territoire. Inscrire les objectifs stratégiques : .1. Au regard des orientations des schémas et plans nationaux et territoriaux ; .2. Pour l'hébergement et le logement des personnes défavorisées ; .3. De prévention de la récidive et de lutte contre la délinquance, de prévention des violences faites aux femmes, des violences intrafamiliales et de l'aide aux victimes ;

.4. De prévention et de protection de l'enfance ;
.5. De santé ;
.6. Au regard des valeurs et visions de l'organisme gestionnaire.

.23. ACCUEIL, ACCOMPAGNEMENT ET ORGANISATION DES SOINS EN ETABLISSEMENT DE SANTE POUR LES PERSONNES EN SITUATION DE HANDICAP – OCTOBRE 2018

La mise en place d'une équipe de pilotage pluriprofessionnelle intégrant les représentants d'usagers permet de coordonner le projet d'amélioration qui aura été formalisé dans le projet d'établissement et décliné en plan d'actions.

.24. QUALITE DE VIE EN RESIDENCES AUTONOMIE – DECEMBRE 2020

Le projet d'établissement comme garant de la qualité de vie et de la stratégie d'accompagnement :

- Construire le projet d'établissement : une démarche participative
- Accompagner au changement et adapter les compétences

.25. LA PREVENTION DES ADDICTIONS ET LA REDUCTION DES RISQUES ET DES DOMMAGES PAR LES CENTRES DE SOINS ET D'ACCOMPAGNEMENT ET DE PREVENTION EN ADDICTOLOGIE (CSAPA) – JANVIER 2020

L'inscription des missions de prévention et de réduction des risques dans le projet d'établissement :

.1. Intégrer la réduction des risques et des dommages dans le fonctionnement du CSAPA
.2. Élaborer la stratégie d'intervention du CSAPA en prévention des addictions, en lien avec les acteurs du territoire
.3. Organiser le recours aux pairs

.26. GUIDE METHODOLOGIQUE - SERVICES D'AIDE ET DE SOINS A DOMICILE : ACCOMPAGNEMENT DES PERSONNES ATTEINTES D'UNE MALADIE NEURODEGENARATIVE – LE PROJET DE SERVICE -JUILLET 2020
L'adaptation du projet de service aux personnes atteintes de maladie neurodégénérative : ▪ Le projet de service est un document formalisant les orientations stratégiques de la structure. Il s'agit d'un projet établi collégialement qui prend en compte le contexte environnemental du service (lieu d'implantation, caractéristiques du territoire, etc.), ainsi que les ressources internes et externes mobilisables (ressources humaines, organisation, management, coordination, etc.). Il permet à toutes les parties prenantes de la structure (professionnels, partenaires, personnes accompagnées et leurs proches) d'identifier les missions du service, d'en visualiser les organisations techniques, de percevoir le rôle de chacun et de comprendre les orientations pour les cinq années à venir. ▪ Le projet de service et les actions à mettre en place Ce guide formalise les thématiques à aborder habituellement dans le projet de service, adaptées aux besoins spécifiques des personnes touchées par une maladie neurodégénérative. Les thématiques abordées ne se veulent pas exhaustives, elles peuvent être complétées avec les recommandations1 existantes sur l'élaboration d'un projet de service. Les questions spécifiques à chaque thématique contribueront à la réflexion collective et à la mise en place des actions…

3. LA COMMUNICATION SUR LE PE/PS

3.1. LES ENJEUX DE LA COMMUNICATION

Le premier enjeu est de communiquer auprès des professionnels sur la fonction essentielle du projet d'établissement dans la réalisation de sa mission et dans la réponse apportée par le dispositif aux besoins et attentes des personnes accueillies.
Le deuxième enjeu consiste à informer les professionnels de l'établissement ou du service et les personnes accueillies de l'avancement des travaux réalisés par les commissions chargées de l'élaboration ou de la révision du document. L'importance du PE/PS sera perçue notamment à l'aune de la communication déployée à son égard.
Le dernier enjeu est de faire vivre ce projet en appréciant régulièrement le fonctionnement de chaque service, lors des réunions de coordination, en référence aux prescriptions du PE/PS.
Ce n'est qu'à ce prix que le projet finalisé aura un autre destin que de finir au fond d'un tiroir. En communiquant sur ce document puis en se référant sans relâche à ce qu'il préconise, cet outil structurant de l'intervention accèdera à une notoriété vertueuse.

3.2. COMMUNIQUER EN AMONT DE LA DÉMARCHE

Il convient, d'abord, d'informer, par oral, les instances représentatives des usagers et des salariés.
Une note établie par le directeur engagera officiellement la démarche d'élaboration ou de révision du PE/PS. Cette note précise les éléments réglementaires, les enjeux et le contexte relatifs à l'élaboration ou à la révision du document mais aussi la vision du management sur l'évolution de l'établissement pour les cinq années à venir et les modalités d'organisation du processus d'élaboration du PE/PS.

En réunion de service, les cadres peuvent, également, signaler l'ouverture du processus et mentionner ses modalités de déploiement.

3.3. COMMUNIQUER TOUT AU LONG DE LA DÉMARCHE

Il s'agit, sur un emplacement d'affichage dédié, d'informer les parties prenantes internes des dates des commissions et de la finalisation progressive de leurs travaux. Il sera, éventuellement, utile de délivrer ces mêmes données sur l'INTRANET ou sur le site INTERNET de l'établissement.
En parallèle, les cadres, toujours en réunion de service, peuvent, aussi, rendre compte de la progression de la démarche.
A chaque Conseil d'Administration, le directeur se livrera au même exercice.

3.4. COMMUNIQUER EN AVAL DE LA DÉMARCHE

Pour souligner l'importance du PE/PS et finaliser un processus qui engage de nombreux acteurs et s'étend sur une année, il est souhaitable de créer un évènement autour de l'édition du projet qui rassemble les personnes accueillies, les professionnels et les administrateurs afin de clore la séquence d'élaboration ou de révision du document et de marquer l'échéance de son applicabilité.
Le PE/PS constituant un outil prescrit par la Loi et la référence du fonctionnement du dispositif, il apparaît incontournable de requérir, auprès de chaque professionnel, sa signature par laquelle il atteste être informé de l'obligation de s'approprier le document et de la manière d'y accéder.
Enfin, il conviendra de transmettre une synthèse du PE/PS à chaque partenaires et bénévoles de l'établissement. En effet, ces parties prenantes ne sont pas en situation, le plus souvent, de lire la totalité d'un projet d'établissement ou de service. Dans ce cadre, le projet exhaustif constitue un outil technique interne alors que la synthèse propose une version informative externe.

4. LES SOURCES DU PE/PS

4.1. L'INSTRUCTION DU PE/PS

L'élaboration ou la révision du PE/PS suppose de se référer à des données multiples qui préexistent au processus de modification du document et qui nourrissent sa formalisation.
L'établissement, même lorsqu'il ne dispose pas d'un premier projet, ne part pas d'une feuille blanche. Il aura à prendre en compte, pour mener à bien la démarche, différents éléments internes et externes qui orienterons le futur projet d'établissement ou de service.

4.2. LES SOURCES INTERNES

Le projet associatif constitue une référence incontournable lors de l'élaboration du PE/PS. A ce titre, la stratégie, la politique de Gestion des Ressources Humaines et les valeurs établies par la gouvernance, notamment, colorent le contenu du projet d'établissement ou de service.
Le projet de siège, si l'organisme gestionnaire en possède un, détermine certaines modalités de coordination entre lui et les établissements ou service. Ces indications pourront apparaître dans le PE/PS.
Le projet obsolète constitue une base d'élaboration de la nouvelle version. De nombreux éléments restent d'actualité et seront reportés directement dans le PE/PS révisé. Pour autant, cette démarche doit s'appuyer sur une évaluation méticuleuse des contenus de l'ancien document afin de constater, point par point, s'ils s'avèrent caduques ou s'ils demeurent opportuns.
Les rapports d'évaluation interne et externe délivrent des préconisations utiles à la formalisation du PE/PS. Ces propositions d'amélioration peuvent porter sur les modalités d'élaboration du document, son plan, ses contenus mais aussi sur l'organisation et le fonctionnement du dispositif. A ce titre, le nouveau PE/PS devra prendre en compte ces différentes recommandations.

Le dernier rapport d'activité peut également, à travers le résultat de certains indicateurs, souligner des fragilités qui devront être traiter dans le cadre du nouveau PE/PS.
Les résultats des dernières enquêtes de satisfaction déployées auprès des parties prenantes de l'établissement délivrent des informations potentiellement nécessaires à l'élaboration du nouveau projet. De plus, la prise en compte de ces sondages constitue un moyen indirect d'associer ces parties prenantes à la réécriture de ce document.
Le dernier plan produit par la démarche d'amélioration continue détient un panel d'actions en cours de réalisation qui pourra abonder les perspectives du dispositif (voir le paragraphe « évolutions programmées » dans chaque partie du plan du projet : partie B).
L'offre de service proposée dans le cadre de l'établissement dépendra notamment des besoins de la population accueillie. Pour connaître l'évolution de ces derniers, il convient de disposer d'une batterie d'indicateurs (voir partie 3.13) permettant de caractériser cette population.
Si l'établissement s'appuie sur une démarche qualité, le système documentaire qui en découle décrit, en principe, les modalités de réalisation des processus essentiels de l'établissement. Ce travail d'approche, ces procédures doivent alimenter la description des principes d'action établis dans le cadre du projet. En effet, il ne servirait à rien de recommencer un travail de réflexion collective alors que cette démarche a déjà été réalisée et validée. Il suffit alors de vérifier la pertinence de ces documents.
L'organisation et les pratiques actuelles (si elles ne sont pas décrites dans le cadre de la démarche qualité) constituent des bases de départ pour alimenter le PE/PS.
Dans le cadre des commissions et du Comité de Pilotage chargé de mettre en œuvre l'élaboration ou la révision du PE/PS, l'expertise des professionnels sera sollicitée. Leur connaissance du dispositif et leur technicité soutiendront les contenus développés dans le document.
Enfin, le comité de pilotage peut, aussi, mener des entretiens avec des parties prenantes de l'établissement afin d'identifier leurs attentes et leurs besoins.

4.3. LES SOURCES EXTERNES

L'autorisation définit le cadre d'intervention de l'établissement : places installées, mode d'accueil et public accompagné.
La législation et la réglementation applicables impactent l'organisation et le fonctionnement de l'établissement dans de nombreux domaines : les droits des personnes accueillies, la sécurité, la gestion budgétaire et administrative, l'organisation du travail…
Les schémas et projets territoriaux déclinent les politiques sociales, médico-sociales et sanitaires à la mesure du contexte régional ou départemental.
Les recommandations de bonnes pratiques professionnelles délivrent des préconisations susceptibles de valoriser les principes d'action de l'établissement.
Le CPOM formalise des engagements réciproques qui seront pris en compte par le PE/PS et présentés dans le document (voir partie 3.5).
Le positionnement de l'établissement ou du service dans son environnement détermine les interactions entre le dispositif et les acteurs du territoire. Le schéma de ce dispositif apparaît dans le PE/PS (voir partie 3.12).
Les partenariats indiquent la manière dont les ressources du territoire sont mobilisées. Ces coopérations donnent lieu, également, dans le PE/PS à un tableau synthétique (voir partie 4.3.3).

5. L'ORGANISATION DU PROCESSUS

5.1. LA PARTICIPATION DES PARTIES PRENANTES

Les personnes accueillies et, éventuellement leurs familles ou leurs représentants légaux peuvent participer directement au processus du PE/PS en intégrant le comité de pilotage (COPIL) ou des commissions, soit comme membres permanents, soit comme invités sur des séquences de travail ciblées.
Elles peuvent participer à ce même processus, de manière indirecte, à travers une enquête et/ou des entretiens dédiés. Une autre alternative consiste à intégrer au COPIL et/ou à des commissions un ou des représentants du CVS.
Les partenaires opérationnels de l'établissement peuvent être membres de certaines commissions, invités lors de séquences de travail ciblées ou sont appelés à renseigner une enquête et/ou à s'exprimer lors d'entretiens dédiés.
La gouvernance peut être représentée au COPIL par un ou deux administrateurs.
Enfin, les professionnels participent directement à la démarche à travers leur présence aux différentes commissions de travail.
Pour chacune de ces parties prenantes, le COPIL est chargé de déterminer leurs modalités de participation respectives.
Il est à noter que si l'établissement fait le choix de recourir, en aval de la mise en œuvre de la démarche PE/PS, à des enquêtes et/ou à des entretiens préalables, le calendrier final sera décliné sur quatorze mois, soit deux de plus que prévu.

5.2. LES INSTANCES

5.2.1. *Le comité de pilotage ou COPIL*

Ce comité de pilotage peut être composé des membres suivants :

- La direction qui préside le COPIL ;
- Les chefs de services et les cadres techniques : psychologues, psychomotriciens… ;
- Un représentant de chaque service ;
- Un représentant de la gouvernance ;
- Un représentant du CVS ou des représentants des personnes accueillies et des familles ;
- Des partenaires ;
- Un/une secrétaire…

Au cas où il existerait un comité de pilotage de l'amélioration continue et de la qualité, il est souhaitable que ce dernier (en y ajoutant éventuellement d'autres membres) soit sollicité pour conduire l'élaboration ou la révision du PE/PS afin ne pas multiplier les instances au sein du dispositif.

Ce comité de pilotage peut, éventuellement, s'entourer d'un consultant et/ou d'experts extérieurs lors de temps de travail ciblés.

Les missions du comité peuvent être les suivantes :

- Établir le plan du PE/PS ;
- Constituer les commissions de travail : missions, composition et thématiques traitées ;
- Établir le calendrier des séances de travail du COPIL et des commissions ;
- Identifier les documents et informations constituants les sources nécessaires à l'élaboration ou à la révision du projet d'établissement et de service ;
- Formaliser les parties et sections du PE/PS qui lui sont attribuées ;
- Allouer aux membres du COPIL les responsabilités de formalisation de sections du PE/PS attribuées à cette instance et qui ne nécessitent pas une réflexion collective ;
- Étudier, amender, compléter, valider les contenus formalisés du PE/PS produit par les commissions et par lui-même.

Le COPIL met en œuvre un système de navette entre lui et les commissions afin que les modifications effectuées par ses soins soient revues par ces instances avant validation définitive. Pour ne pas allonger la temporalité de réalisation du projet, deux allers-retours, au plus, sont préconisés sachant qu'in fine, c'est le COPIL qui détient la décision finale.
Il est conseillé au secrétariat du COPIL de préparer autant de chemises (ou de dossiers sur informatique) qu'il y a de sous parties dans le PE/PS puis de les alimenter au fil des travaux et de classer les productions selon l'architecture prévue.

5.2.2. *Les commissions de travail*

Chaque commission de travail peut être composée des membres suivants :

- Un chef de service qui préside la commission ;
- Des représentants du ou des service(s) concerné(s) par le thème traité ;
- Des représentants des personnes accueillies, des familles et des responsables légaux ;
- Des représentants des partenaires ;
- Et éventuellement des experts.

Les représentants des personnes accueillies, des familles, des responsables légaux, des partenaires et des experts peuvent être membres permanents ou invités selon les thématiques abordées par chaque commission.
La mission d'une commission consiste à produire des contenus pour nourrir le PE/PS en référence au thème fixé, selon les sources fournies, au regard de l'expertise de ses membres et dans le respect du plan prescrit par le COPIL mais aussi du projet associatif.
Des travaux intercessions peuvent être réalisés par un ou plusieurs membres de la commission pour préparer ou avancer les travaux (exemple : recherche de sources).

5.2.3. *Les commissions mixtes*

Certains thèmes peuvent nécessiter une réflexion partagée entre le comité de pilotage et des représentants des professionnels concernés afin d'optimiser le temps.
A minima, ces commissions mixtes sont composées de représentants du comité de pilotage (directeur, deux cadres) et de trois représentants de l'équipe pluridisciplinaire, experts dans le domaine traité. Si nécessaire, la présence ponctuelle de deux membres du CVS (représentants des personnes accueillies et des familles ou des responsables légaux) peut être requis.
Les travaux de ces commissions mixtes sont validés in situ et ne repasse pas par le COPIL dans la mesure où celui-ci est triplement représenté dans l'instance et que le directeur préside celle-ci.

5.3. LA CONDUITE DES INSTANCES

5.3.1. *Le comité de pilotage*

Les dates et heures des réunions sont confirmées, par mail, aux membres du COPIL sept jours avant l'échéance par le secrétariat.
Les travaux des commissions qui seront traités lors de la séance sont, également, transmis dans ce mail afin que les membres du COPIL prépare la réunion en amont.
Le directeur préside la COPIL, ouvre la séance à l'heure prévue et fixe les objectifs du jour.
Les membres du COPIL signent la fiche de présence.
Chaque membre de l'instance présente ses propositions sur la thématique attribuée au COPIL ou ses remarques sur les contenus produits par les commissions.
A la suite, collectivement, un consensus est recherché pour produire, amender, compléter et valider, in fine, les travaux relevant du COPIL ou réalisés par les commissions.
Le directeur valide les décisions du COPIL, mesure le degré d'atteinte des objectifs établis en début de séance et clôt celle-ci à l'heure prévue.
A l'issue de la réunion, le/la secrétaire édite les contenus validés par le COPIL et diffuse, par le système de navette, une copie de ces contenus à la commission concernée.
La commission émet, éventuellement, des propositions de modifications.
Par retour de la navette, ces propositions sont étudiées dès le début du COPIL suivant puis acceptées ou non par l'instance qui valide les contenus définitifs.
A l'issue de la réunion, le/la secrétaire édite les contenus définitifs validés par le COPIL, les classe dans la chemise idoine et diffuse, pour information, une copie de la version définitive à la commission concernée.

5.3.2. *Les commissions*

Les dates et heures des réunions sont confirmées, par mail, aux membres de chaque commissions sept jours avant l'échéance.

Dans ce mail, sont rappelées le thème traité et les sources qui le concernent afin que les membres de l'instance préparent la réunion en amont.

Le chef de service préside la séance, ouvre celle-ci à l'heure prévue, fixe les objectifs de la séance et désigne un secrétaire de séance chargé de rédiger les propositions finales de la commission.

Les membres de la commission signent la fiche de présence.

Chaque membre de la commission émet des propositions, en référence au thème fixé, selon les sources établies, au regard de son expertise et dans le respect du plan prescrit par le COPIL.

Sous l'égide du chef de service, les éléments présentés par chaque membre sont validés ou modifiés ou complétés par l'expertise collective de la commission.

A la suite, celle-ci structure, formalise de manière intelligible les propositions retenues.

Le cadre valide les contenus produits puis mesure le degré d'atteinte des objectifs fixés en début de séance.

Le secrétaire de séance enregistre les travaux validés par la commission puis les diffuse au chef de service qui les transmet au COPIL par le système de navette.

5.3.3. *Les commissions mixtes*

Elles sont conduites comme le COPIL.

Elles sont présidées par le directeur ou son représentant.

Le secrétariat est assuré par celui du COPIL.

Les travaux de ces commissions mixtes sont validés in situ et ne font pas l'objet d'un système de navette.

5.4. LE CALENDRIER

ETAPES	MOIS	INTERVENTIONS
1	0	Le directeur constate que le PE/PS en cours dans l'établissement sera obsolète dans un an.
2	1	Le directeur informe le Conseil d'Administration de cette situation, requiert et obtient son accord pour engager la démarche de révision du document.
3	1	Le directeur informe les instances représentatives du personnel et le CVS du lancement prochain de la démarche et de son organisation.
4	1	Le directeur établit et diffuse la note de cadrage de la démarche.
5	1	Le directeur installe le comité de pilotage (COPIL).
6	2	Le COPIL finalise le plan du PE/PS, constitue les commissions de travail et, fixe le calendrier des trois instances établies : COPIL, commission mixte et commissions.
7	3 à 8	Les trois instances formalisent les contenus du PE/PS sur les thématiques qui leurs sont respectivement attribuées.
7 bis	3 à 8	Le COPIL étudie, amende, complète et valide, par un système de navette, les travaux réalisés par les commissions.
8	9	Le professionnel désigné assure la rédaction finale du PE/PS (voir partie 5.6).
9	10	Le COPIL puis le directeur valident techniquement le PE/PS.
10	10	La gouvernance valide politiquement le PE/PS

11	10	Le directeur présente le PE/PS au CVS et au CSE.
12	11	Le directeur procède à l'édition du nouveau PE/PS et de sa synthèse.
13	12	Un évènement institutionnel finalise le processus.
14	12	Le nouveau projet (version papier et/ou numérique) est mis à disposition de chaque salarié qui, à cette occasion, signe un document dans lequel il atteste avoir été informé de l'obligation de lecture de ce projet et avoir accès à ce dernier.
15	12	Ce document est transmis aux organismes de tarification et de contrôle et sa synthèse est diffusé aux partenaires (voir partie 5.6).

5.5. LA FINALISATION DU PROJET

L'écriture finale du projet est confiée à un seul professionnel ayant quelques compétences en ce domaine afin de garantir une qualité rédactionnelle du document et une homogénéité du style utilisé.

En règle générale, la fonction idoine pour ce genre d'exercice est le directeur, validateur final du document.

Le PE/PS peut être présenté sous deux formes :

.1. Sous la forme traditionnelle de l'ouvrage relié ;

.2. Sous la forme d'un classeur alphanumérique. Il s'agit d'une combinaison entre le classement alphabétique et numérique qui consiste d'abord à répartir les fiches par domaine, chacune étant dotées d'une lettre correspondant au domaine concerné et d'un numéro correspondant à son ordre d'entrée dans le domaine (exemple : le cadre législatif et réglementaire qui concerne l'établissement ou le service sera numéroté A 1 au motif que cette fiche relève de la première partie portant sur le contexte et qu'elle apparaît en première dans ce chapitre).

L'avantage de la forme alphanumérique est de pouvoir faire évoluer le projet de manière continue ce qui n'est pas possible dans la forme classique.
A contrario, il est difficile de diffuser le document sous la forme d'un classeur.
Il convient de paginer le projet et de ne pas omettre de mentionner sur chaque bas de page les références qui permettent d'identifier le document (exemple : association X – IME Y – Projet d'établissement – 2020/2024).
Enfin, il convient de rappeler qu'il est pertinent d'établir une synthèse du projet d'établissement ou de service à destination, notamment, des personnes accueillies, des partenaires opérationnels et de la société civile en général.

5.6. LA NOMENCLATURE DES CONTENUS ATTENDUS

Cette nomenclature regroupe tous les attendus, relatifs au PE/PS, prescrits ou proposés par la loi, la réglementation, les recommandations de bonnes pratiques et le décret couvrant l'évaluation externe.
Elle tend vers l'exhaustivité et chaque établissement, selon sa nature et sa mission, n'est concerné que par une part de ces contenus.

Enfin certains établissements sont invités à développer des contenus très spécifiques non mentionnés dans ce listing (exemple : il est proposé aux CHRS de décliner un volet sur les violences au sein du couple).

L'architecture du plan

→ Différencier de manière distincte :

- Le contexte de l'établissement qui regroupe les données réglementaires, administratives, sociales et organisationnelles ;
- La stratégie de l'établissement qui présente, notamment, la mission, les objectifs généraux, les valeurs et l'offre de service ;
- Les modalités d'intervention qui développent les principes d'action couvrant les prestations directes et indirectes ;

→ Chaque sous partie des sections « stratégie » et « modalités d'intervention » proposent les éléments suivants :

- Des objectifs observables et mesurables ;
- Des outils et des principes d'action pertinents ;
- Un exemple concret ou un témoignage sur un élément spécifique marquant l'identité de l'établissement ou portant sur un point fort de ce dernier.
- Les évolutions programmées qui développent des mesures dont la réalisation est soit amorcée, soit projetée et dotée d'une échéance postérieure à l'édition du PE/PS.

En introduction du document

→ Le sommaire du PE/PS
→ La méthodologie d'élaboration ou de révision du PE/PS
→ Le mot du directeur

En ce qui concerne le contexte
→ Le cadre législatif et réglementaire du PE/PS → Les recommandations de bonnes pratiques concernant le PE/PS → Les éléments des schémas territoriaux → Les engagements du CPOM → Le contenu de la dernière autorisation → L'histoire de l'Association et la synthèse du projet associatif → La synthèse du document unique des délégations → La synthèse du projet de siège si ce dernier existe → L'histoire de l'établissement → Le positionnement de l'établissement dans son environnement → La caractérisation de la population accueillie → La cartographie des services du dispositif avec locaux et organigramme → Une journée type

En ce qui concerne le pilotage
→ La politique et la stratégie • Le diagnostic : points forts/points faibles/opportunités/menaces • La mission réglementaire de l'établissement tiré du CASF • La mission établie par l'établissement • Les objectifs généraux • La finalité de l'établissement • Les valeurs • Les règles de vie • La gestion des paradoxes • Les références théoriques • La cartographie de l'offre de service

→ Les outils de pilotage internes

- La veille réglementaire
- Le traitement des RBPP
- La DACQ
- Les outils d'évaluation
- Les instances de pilotage, d'expression et de coordination
- Les outils de transmission
- Les écrits professionnels
- Le système d'information et la mise en œuvre du RGPD
- La composition du dossier unique de l'usager

→ Les interactions avec l'environnement

- La politique de partenariats
- Le tableau des partenariats par domaine et autres intervenants (bénévoles…)
- Les modalités de coordination
- Les modes de communication
- Les contributions à l'évolution de son environnement (établissement ressources)

En ce qui concerne l'accompagnement et le soin

→ L'accompagnement en matière de droits

- La politique de bientraitance
- Le document des risques liés aux vulnérabilités des personnes accueillies
- L'accès au dossier de la personne
- Le droit à l'image et le partage d'information
- Le tableau des outils loi 2002-2
- L'expression et la participation
- Les modalités de la collaboration avec les familles/représentants légaux
- L'accompagnement à l'ouverture des droits, à la citoyenneté et pair-aidance

En ce qui concerne l'accompagnement et le soin (suite et fin)
→ La personnalisation des prestations d'accompagnement • Les modalités d'admission • La mise en œuvre du projet personnalisé d'accompagnement • Les modalités de sortie ou d'accompagnement de fin de vie • Le suivi ultérieur des personnes sortantes • La coordination renforcée • Les modalités de réponses aux requêtes, en urgence ou non, des personnes/familles → Les prestations d'accompagnement pour la vie quotidienne, le logement et les relations avec les autres • L'accompagnement aux actes de vie quotidienne et à la sécurité • L'accompagnement pour vivre en logement • Les espaces calme, retrait et apaisement • L'accompagnement du lien et de la communication avec proches/voisinage/autrui → Les prestations d'accompagnement en matière de scolarité et d'insertion professionnelle • L'accompagnement aux études et aux activités de jour • L'accompagnement à la préparation de la vie professionnelle • Le soutien à la vie professionnelle → Les prestations d'accompagnement en matière de vie sociale et affective • L'accompagnement à l'autonomie en matière de déplacement • L'accompagnement à la participation aux activités sociales et de loisirs • L'accompagnement à la vie familiale, affective et sexuelle • L'accompagnement à la gestion de ses ressources et à la protection

→ Les prestations de soins et de rééducation fonctionnelle

- L'éducation à l'hygiène et à la santé
- Les soins médicaux et infirmiers
- Le circuit du médicament
- Les soins psychologiques, de rééducation et de réadaptation

En ce qui concerne la gestion des moyens et la logistique

→ La gestion des Ressources Humaines

- La politique de GRH
- La GPEC
- La qualité de vie au travail
- Le développement des compétences
- La gestion administrative RH

→ La gestion administrative et financière

- La fonction accueil
- Les modalités de la gestion administrative
- Les modalités de la gestion financière

→ Les prestations logistiques

- Les locaux équipés : destination, accessibilité, entretien et sécurité généra
- L'entretien, la maintenance des locaux et des équipements, la sécurité générale
- La restauration : cuisine, service de table, sécurité alimentaire
- La fonction lingerie
- Les transports

B/ UN PLAN DÉTAILLÉ ET ILLUSTRÉ

1. LES ÉLÉMENTS PRÉALABLES

1.1. LA PERSONNALISATION DU PROJET

Chaque comité de pilotage peut reconfigurer le plan du document à l'aune de sa vision, de la mission, de la dimension et des moyens de l'établissement ou du service. L'essentiel est de garantir le traitement des attendus listés ci-dessus et détaillés ci-après.
De la même manière, chaque comité de pilotage doit éliminer les attendus qui ne concernent pas l'établissement et, si nécessaire, intégrer des éléments qui lui sont spécifiques, non mentionnés dans la nomenclature proposée mais préconisés dans le cadre de certaines RBPP.
Le comité de pilotage peut, aussi, opter pour une présentation des schémas et tableaux distincte de celle proposée.
Il est souhaitable, enfin, de personnaliser le document en intégrant des photos qui illustrent le texte.

1.2. LES CONTENUS DE LA SYNTHÈSE DU PE/PS

Les sections du PE/PS dont le titre est suivi d'un * sont possiblement à retenir pour intégrer la synthèse du document.

Le comité de pilotage fixera le plan de la synthèse du PE/PS au regard de ses partenaires et des enjeux de communication de la structure.
Dans le cadre des parties 4, 5 et 6, successivement intitulées « pilotage du dispositif », « prestations directes » et « prestations directes », chaque sous partie à deux chiffres sera dotée, en introduction, d'objectifs munis d'indicateurs et en conclusion, soit d'un témoignage, soit d'une action originale puis d'éventuelles évolutions programmées (améliorations ou projets

dont l'échéance de finalisation est postérieure à la date d'édition du PE/PS).
L'objectif de ces éléments consiste d'une part à soutenir l'évaluation du déploiement du PE/PS, d'autre part d'illustrer le texte du document et de l'incarner, enfin, de mettre le projet en perspective par la planification de mesures d'amélioration sur les cinq ans de sa validité.

1.3. LA FORMALISATION DES OUTILS ET PRINCIPES D'ACTION

Le comité de pilotage et chacune des commissions installées ne peuvent se satisfaire de présenter ou d'énoncer chaque outil ou chaque principe d'action retenu à l'état brut mais doivent les formaliser à l'aune d'une méthode qui leur donne sens.
A ce titre, les instances pourront modéliser ces éléments au regard de l'hexamètre de Quintilien.
Ce procédé se décline à travers une succession de questions qui instruisent l'argumentation du choix de l'outil ou du principe d'action retenu. Il convient de souligner que toutes les questions de l'hexamètre ne sont pas systématiquement pertinentes pour tous les outils ou principes d'action.

L'hexamètre de Quintilien fonctionne de la manière suivante :

ITEMS	EXEMPLES
Quoi ? Enoncer et détailler le principe d'action.	Mise en œuvre si nécessaire d'une aide partielle ou totale à la prise de repas en stimulant chez la personne les capacités disponibles.
Qui ? Identifier l'acteur.	Professionnels d'assistance de vie formés à l'aide à la prise de repas
Où ? Fixer le lieu du déploiement.	Dans la salle dédiée à l'aide à la prise de repas.
Quand ? Préciser la durée ou le rythme.	Matin, midi et soir.
Comment ? Indiquer les moyens et les pratiques.	Avec le matériel adapté (le préciser).
Pourquoi ? Etablir les objectifs.	Afin de permettre à la personne de s'alimenter et de maintenir ses capacités disponibles.

En résumé, chaque principe d'action doit être présenté en répondant à trois questions :

.1. Décrire le principe d'action ou la pratique ;

.2. Déterminer les moyens engagés et la temporalité de l'action ;

.3. Préciser la valeur ajoutée de l'intervention.

1.4. LA CORRESPONDANCE DU PLAN AVEC SERAFIN-PH

A partir de la deuxième partie du plan proposé ici, chaque thème développé sera doté de sa correspondance avec la nomenclature des prestations SERAFIN PH.
Cette nomenclature est destinée aux dispositifs qui accompagnent des personnes handicapées mais elle est applicable, après quelques adaptations, à l'ensemble des établissements et services sociaux et médico-sociaux.
Ce choix de référencer les contenus du PE/PS selon la nomenclature des prestations de SERAFIN PH vise à mettre en harmonie ce document avec des outils structurants issus des politiques sociales en vigueur.
Dans le même temps, l'architecture de la nomenclature des prestations de SERAFIN PH ne peut servir, en l'état, de plan pour un projet d'établissement ou de service. Pour assurer la cohérence et la lisibilité du document, nous avons regrouper plusieurs de ces prestations au sein de catégories homogènes. Pour autant, toutes les prestations de SERAFIN PH sont référencées par ce document.

2. LES PREMIÈRES PAGES

IMPORTANT : les éléments constitutifs de cette partie initiale sont maîtrisés par les membres du comité de pilotage. Cette instance a donc vocation à les formaliser dans le PE/PS.

*2.1. LA PAGE DE COUVERTURE DU DOCUMENT **

EXEMPLE D'UNE PREMIERE PAGE :

PROJET D'ETABLISSEMENT
2020 – 2024

PHOTO DE

L'ETABLISSEMENT

ASSOCIATION VERLAINE

IME GEORGES SAND

*2.2. LE SOMMAIRE DU DOCUMENT **

Il s'agit d'indiquer, dans l'ordre chronologique d'apparition, les chapitres, parties et sous parties du document ainsi que leur numéro de page.

*2.3. LA FICHE SIGNALÉTIQUE DU DISPOSITIF **

La fiche signalétique a pour objectif de présenter, succinctement et en début de document, le dispositif afin que le lecteur dispose d'une connaissance liminaire de ses caractéristiques essentielles.

EXEMPLE D'UNE FICHE SIGNALÉTIQUE

.1. Coordonnées de l'Association

- Dénomination : Association X
- Adresse :
- Téléphone :
- Adresse électronique :
- Président du Conseil d'Administration :
- Directeur Général :

.2. Coordonnées de l'établissement

- **Dénomination :** type de dispositif (IME/ITEP/MECS…) et son nom (exemple : Paul Verlaine)
- Adresse :
- Téléphone :
- Adresse électronique :
- Directeur :
- Numéro FINESS :

.3. Localisation – accès :

- **Localisation :** en centre-ville/à la périphérie, à quelle distance d'une grande ville…
- **Accès :** en voiture, en train, en métro, en bus…
- **Texte de référence :** Code l'Action Sociale et de la Famille et Code de la Santé

4. Cadre réglementaire :

- **Statut :** établissement privé/public, à but non lucratif/lucratif, autonome ou non
- **Autorisation :** date et organisme de délivrance

.5. Fonctionnement

- Population accueillie et places installées :
- **Modalités d'accompagnement :** hébergement permanent, accueil de jour…
- **Prestations servies :** éducatives, pédagogiques et de soins
- Nombre de jours d'ouverture annuel :

.6. Ressources

- **Financement :** CPOM signé avec l'ARS le…
- **Ressources Humaines** : nombre d'équivalents temps plein
- Espaces disponibles en interne et en externe : en M^2

2.4. LE MOT DU DIRECTEUR(S)

Le directeur introduit le projet en indiquant l'utilité du document au sein de la structure et sa vision de l'établissement ou du service dans les années à venir.
Cet exposé initial est capital dans la mesure où le pilote de la structure fixe le sens du projet et le cap à tenir pour le dispositif. Ce texte prend en compte l'évolution de la réglementation, des politiques nationales et la stratégie associative.

EXEMPLE D'UN PLAN POUR RÉDIGER LE MOT DU DIRECTEUR

.1. Le sens du projet pour l'établissement :
La conception collaborative de notre projet d'établissement favorise l'émergence d'une culture commune en référence à une mission, à des objectifs, à une organisation, à des principes d'actions partagés par tous au service de la personne accueillie…

.2. La vision de l'établissement dans son contexte :
En référence à la nomenclature SERAFIN PH et aux politiques sociales qui se dessinent, notre IME, à cinq ans, souhaite développer des projets personnalisés dans le cadre d'une coopération élargie avec les acteurs du territoire (CMPP, SESSAD, Pédopsychiatrie…) afin de proposer, conjointement, un panel de solutions multiples, adaptables et coordonnées au service des jeunes accueillis…

.3. Les enjeux et les perspectives stratégiques :
Pour que cette vision s'inscrive dans le réel, il s'agira de construire un dispositif global à partir de conventionnements pluriels et systémiques mais aussi de développer des compétences de coordination de parcours pour conduire de manière rigoureuse le pilotage de ces projets personnalisés d'une autre dimension…

2.5. LA MÉTHODOLOGIE D'ÉLABORATION DU PE/PS

Le PE/PS précise les différents éléments de méthode qui ont structuré le processus d'élaboration ou de révision du document.

EXEMPLE DE PRESENTATION DE LA METHODOLOGIE D'ELABORATION D'UN PE/PS

.1. Préciser si cette élaboration a été accompagné par un intervenant externe et son périmètre d'intervention.

.2. Lister les sources essentielles du PE/PS :

× L'autorisation ;
× La législation et la réglementation en vigueur ;
× Les schémas et projets territoriaux ;
× Les recommandations de bonnes pratiques professionnelles ;
× Le contrat pluriannuel d'objectifs et de moyens
× Le projets associatif et le projet de siège ;
× Le projet de pôle ;
× Le projet précédent ;
× Les derniers rapports d'évaluation interne, externe et d'activité ;
× L'expertise des professionnels et les pratiques actuelles…

.3. Présenter le comité de pilotage :

× Ses missions ;
× Ses membres ;
× Son organisation : fiche de présence, présidence, secrétariat… ;
× Les nombre et dates des réunions et le % de participation des membres

.4. Présenter les commissions :

× Leur nombre et les thèmes traités par chacune d'elles ;
× Leurs missions ;
× Leurs membres ;
× Leur organisation : fiche de présence, animation, secrétariat… ;
× Le nombre et les dates de réunions avec le taux de participation de leurs membres.

.5. Indiquer les modes de participation des parties prenantes :

× Personnes accueillies :
Membres d'une instance, invitées à une réunion spécifique de l'instance, via un entretien ou par enquête de satisfaction…

× Familles et représentants légaux :
Membres d'une instance, invités à une réunion spécifique de l'instance, via un entretien ou par enquête de satisfaction…

× Représentants des usagers et des familles au Conseil de Vie Social :
Membres d'une instance, invités à une réunion spécifique de l'instance, via un entretien ou par enquête de satisfaction…

× Partenaires :
Membres d'une instance, invités à une réunion spécifique de l'instance, via un entretien ou par enquête de satisfaction…

× Ressources Humaines :
Membres des instances comité de pilotage et commissions ;

× Gouvernance :
Membres des instances comité de pilotage et/ou commissions ou invités à une réunion spécifique de l'instance.

.6. Présenter le calendrier synthétique de la démarche
De l'ouverture à la clôture du processus.

.7. Identifier le rédacteur final :
Voir partie 5.6 « Finalisation du projet ».

3. LA PRÉSENTATION DU CONTEXTE

IMPORTANT : les éléments de contexte correspondent à des données incontestables qui sont, de surcroît, directement maîtrisées par les membres du comité de pilotage. Cette instance a donc vocation à les formaliser dans le PE/PS.

3.1. LE CADRE LÉGISLATIF ET RÉGLEMENTAIRE DU CASF

Le PE/PS identifie le cadre législatif et réglementaire relatif à l'établissement ou au service.

La législation et la réglementation qui encadre les activités d'un établissement ou service social ou médico-social relève principalement du Code de l'Action Sociale et des Familles.

EXEMPLE DE PRESENTATION DU CADRE LEGISLATIF POUR UN IME

Code de l'Action Sociale et des Famille : partie législative

× Missions (Articles L311-1 à L311-2).
× Droits des usagers (Articles L311-3 à L311-11).
× Etablissements et services sociaux et médico-sociaux (Article L312-1).
× Organismes consultatifs (Article L312-3).
× Schémas d'organisation sociale et médico-sociale (Articles L312-4 à L312-5-3).
× Coordination des interventions (Articles L312-6 à L312-7).
× Evaluation et systèmes d'information (Articles L312-8 à L312-9).
× Autorisation et agrément (Articles L313-1 à L313-9).
× Contrats ou conventions pluriannuels (Articles L313-11 à L313-12-2).
× Contrôle (Articles L313-13 à L313-20).
× Dispositions pénales (Articles L313-22 à L313-22-1).
× Dispositions communes (Articles L313-24 à L313-27).
× Règles de compétences en matière tarifaire (Articles L314-1 à L314-2).
× Règles budgétaires et de financement (Articles L314-3 à L314-9.)...

EXEMPLE DE PRESENTATION DU CADRE REGLEMENTAIRE POUR UN IME

Code de l'Action Sociale et des Famille : partie réglementaire

× Missions (Article D311).
× Contrat de séjour ou document individuel de prise en charge (Article D311-0-1 à D311-0-4).
× Personne qualifiée (Articles R311-1 à R311-2).
× Dispositions générales CV. (Article D311-3).
× Composition et fonctionnement CVS (Articles D311-4 à D311-20).
× Autres formes de participation (Articles D311-21 à D311-25).
× Dispositions communes CVS (Articles D311-26 à D311-32-1).
× Règlement de fonctionnement (Articles R311-33 à R311-37).
× Livret d'accueil (Article D311-39).
× Dispositions générales (Articles D312-11 à D312-14).
× Organisation de l'établissement ou du service (Articles D312-15 à D312-19).
× Personnels (Articles D312-20 à D312-26).
× Installations (Articles D312-27 à D312-33).
× Fonctionnement de l'établissement (Articles D312-34 à D312-40)….

3.2. LES AUTRES CODES ET TEXTES DE RÉFÉRENCE

Les ESMS sont, pour certaines dimensions spécifiques de leur fonctionnement, assujettis à des articles relevant de différents codes distincts du CASF :

- Le code de la santé : activités de soins… ;
- Le code de l'éducation : mise à disposition d'enseignants… ;
- Le code de la construction et de l'habitat : sécurité incendie… ;
- Le code de la consommation : contrat de séjour… ;
- Le code civil : enfants confiés à l'aide sociale à l'enfance par la justice… ;
- Le Règlement Général de Protection de Données personnelles…

3.3. LES RECOMMANDATIONS DE BONNES PRATIQUES

Le PE/PS cite les recommandations de bonnes pratiques professionnelles (RBPP) qui concernent le dispositif.
Ces RBPP, dans le champ du secteur médico-sociale, ont été jusqu'en 2018 produites par l'ANESM. A ce jour, elles relèvent de la Haute Autorité en Santé (HAS).
Cet organisme produit également des recommandations sanitaires qui peuvent impacter certains ESMS et notamment les EHPAD (Etablissements d'Hébergement pour Personnes Âgées Dépendantes).

LISTE DES RBPP CONCERNANT UN IME :
20 RECOMMANDATIONS

1. L'accompagnement de la personne polyhandicapée dans sa spécificité NOVEMBRE 2020
2. Accueil, accompagnement, organisation des soins en établissement de santé… OCTOBRE 2018
3. Pratiques de coopération et de coordination du parcours de la personne… JANVIER 2018
4. L'accompagnement des enfants ayant des difficultés psychologiques… MAI 2017
5. Les espaces de calme-retrait et d'apaisement JANVIER 2017
6. Les comportements problèmes… DECEMBRE 2016
7. Le guide pour les ESMS : valoriser les résultats de vos évaluations… NOVEMBRE 2015
8. L'accompagnement à la santé de la personne handicapée JUILLET 2013
9. Le questionnement éthique… OCTOBRE 2010
10. Elaboration, rédaction, et animation du projet d'établissement ou de service MAI 2010
11. Pour un accompagnement de qualité des personnes avec autisme… JANVIER 2010
12. Concilier vie en collectivité et personnalisation… NOVEMBRE 2009
13. Mission du responsable de service…maltraitance à domicile SEPTEMBRE 2009
14. La conduite de l'évaluation interne dans les établissements et services JUILLET 2009
15. Les attentes de la personne et le projet personnalisé DECEMBRE 2008
16. Mission du responsable d'établissement…maltraitance DECEMBRE 2008
17. Ouverture de l'établissement à et sur son environnement DECEMBRE 2008
18. La bientraitance : définition et repères pour la mise en œuvre JUILLET 2008
19. Conduites violentes dans les établissements accueillant des adolescents JUILLET 2008
20. Mise en œuvre d'une stratégie d'adaptation à l'emploi… JUILLET 2008

3.4. LES SCHÉMAS ET PROJETS TERRITORIAUX

Le PE/PS mentionne les actions, fixées par les derniers schémas et projets territoriaux, susceptibles de mobiliser l'établissement ou le service.
Pour trouver ces éléments, il est nécessaire d'étudier les fiches action de ces documents et de ne retenir que celles qui identifient les établissements ou services comme cible potentielle de ces orientations.

EXEMPLE D'ACTIONS TIREES D'UN SCHEMA DEPARTEMENTAL ET DES REPONSES APPORTEES PAR L'ETABLISSEMENT

- **Fiche action n°5 :** rendre plus dynamique les parcours de scolarisation dans les Etablissements Médico-sociaux et ses formes alternatives.

- **Fiche action n°12 :** améliorer l'accompagnement des enfants et des adolescents présentant des troubles du caractère et du comportement.

- **Fiche action n° 15** : instituer un système de suivi et de gestion des listes d'attente en établissement et service médico-social.

A la suite, il est possible de présenter les évolutions prévues par l'établissement en réponse à ces actions.

3.5. LE CONTRAT PLURIANNUEL D'OBJECTIFS ET DE MOYENS EN VIGUEUR

Si le CPOM est toujours en vigueur au jour de l'élaboration ou de la révision du PE/PS, ce document rappelle, de manière synthétique, les orientations et les objectifs opérationnels fixés par ce contrat.
Dans la mesure où certains de ces objectifs seraient atteints totalement ou partiellement, ou seraient en cours de finalisation,

il convient de produire le degré d'avancement de chacun de ceux-ci, exprimé en pourcentage par exemple.
Il convient de ne pas omettre de signaler les dates de début et de fin de CPOM ainsi que l'autorité de tarification concernée.

EXEMPLE DE SYNTHESE D'UN CPOM ASSOCIATIF

▪ DATE DE VALIDITE DU CPOM : 2018-2022

▪ ORIENTATIONS STRATEGIQUES :
.1. Diversifier l'offre de service pour les personnes handicapées vieillissantes (ESAT)
.2. Rapprocher la prise en charge des enfants des lieux de vie et de scolarisation pour les services où ces solutions s'avèreront adaptées (IME)…

▪ OBJECTIFS OPERATIONNELS :
.1. Développer un service pour personnes handicapées vieillissantes : → **2022 : réalisé à 0%**
.2. Passer une convention avec deux autres IME du territoire pour que chaque dispositif procède à des admissions en tenant compte du lieu de résidence et de scolarité de l'enfant → **2020 : réalisé à 50%...**

3.6. LA DERNIÈRE AUTORISATION

Le PE/PS indique les éléments essentiels de l'autorisation en vigueur : la population reçue, les places autorisées par mode d'accueil et le degré d'habilitation à recevoir des bénéficiaires de l'aide sociale.

EXEMPLE DE PRESENTATION D'UNE AUTORISATION POUR UN EHPAD

- 77 places en accueil permanent de personnes âgées dépendantes, hommes et femmes dont 22 en unité spécialisée pour des personnes atteintes de la maladie d'Alzheimer ou de troubles apparentés ;
- 3 places d'accueil temporaire.
- Habilitation totale à l'aide sociale.

*3.7. L'HISTOIRE DE L'ASSOCIATION **

Le PE/PS rappelle l'origine de l'Association : date de création, fondateurs, buts initiaux…
Ce même document signale les éléments structurants de cette histoire : les figures marquantes, le développement de l'Association à l'aune des politiques publiques, les éventuels changements de noms et leurs motifs, l'existence d'un siège et la liste des établissements et services gérés par l'Association.
En dernier lieu, une conclusion est apportée à cette histoire, notamment en qualifiant les évolutions présentées et en indiquant les nouvelles orientations établies dans le projet associatif.

EXEMPLE DE CONCLUSION DE L'HISTOIRE D'UNE ASSOCIATION

▪ Tout au long de ces 120 ans d'existence, l'Association a montré qu'elle savait faire preuve d'adaptabilité à l'aune des évolutions de son environnement et qu'elle a su se développer de manière raisonnée.

▪ Aujourd'hui la gouvernance associative s'appuie toujours sur le bénévolat mais compte sur des compétences avérées, diversifiées et complémentaires pour répondre à la conduite du changement.

▪ Demain, l'ambition de l'Association est de s'adapter aux évolutions législatives et réglementaires, d'accroître la qualité de vie au travail pour les professionnels et de développer des prestations innovantes en réponse aux nouveaux besoins des personnes accueillies.

*3.8. LA SYNTHÈSE DU PROJET ASSOCIATIF **

Le PE/PS précise le but de l'Association, ses objectifs et ses valeurs.
Il présente, également, la politique associative pour ce qui concerne la Gestion des Ressources Humaines, les éventuels engagements de l'Association en matière de responsabilité sociale et les axes stratégiques fixés dans le projet.
Le PE/PS présente le siège associatif à travers une description de ses missions (GRH, gestion financière…) et de ses locaux.

EXEMPLE DE SYNTHESE DU PROJET ASSOCIATIF

▪ Le but :
× Proposer et mettre en œuvre des réponses adaptées aux attentes et aux besoins d'adolescentes et de jeunes femmes, en difficulté sociale, en matière de prévention des risques, de protection physique et psychique, et d'insertion.

▪ Les objectifs :
× Promouvoir chez chacune d'entre elles la construction de son identité en respectant ses aspirations ;
× Favoriser, chez ces personnes, l'acquisition et le développement de l'autonomie nécessaire à leur inclusion sociale par le déploiement d'un accompagnement éducatif, thérapeutique et pédagogique ajusté à leur situation.

▪ Les valeurs :
Vis-à-vis du public accueilli :
× Le respect de leurs droits et de leurs obligations ;
× La bientraitance et la sécurité des jeunes filles accompagnées ;
× La tolérance par l'accueil de jeunes filles d'origines ethniques plurielles ;
× Le soutien de la famille.
Vis-à-vis des pouvoirs publics et des financeurs :
× Gérer de façon rigoureuse et transparente les fonds publics ;
× Participer aux instances de pilotage des dispositifs de protection de l'enfance ;
× Etablir des propositions sur l'évolution de l'offre de service.

▪ Les axes de la Gestion des Ressources Humaines :
× L'association a pour objectif d'améliorer la qualité de vie au travail des professionnels et de favoriser le développement de leurs compétences.
× Elle favorise le recours à un mode de management collaboratif qui assure l'expression et la prise en compte de l'expertise des professionnels.

▪ Les engagements en matière de responsabilité sociale des entreprises :
× Adapter son offre de service aux besoins et attentes des personnes accueillies ;
× Améliorer ses prestations à l'aune d'une démarche qualité ;
× Assurer la pérennité des emplois ;
× Viser l'équilibre budgétaire ;
× Adopter le tri sélectif et réduire les déchets papier.

▪ Les axes stratégiques de l'association :
× Développer un accueil pour des enfants avec double prescription ASE/MDPH ;
× Appliquer le Règlement Général de Protection des Données ;
× Mettre en place une instance associative consacrée à la réflexion éthique.

3.9. LA SYNTHÈSE DU DOCUMENT UNIQUE DES DÉLÉGATIONS

Le Document Unique des Délégations (DUD) concernant le Directeur Général est intégré au projet associatif.
En référence à ce document, le PE/PS établit, de manière synthétique, les délégations opérationnelles allouées au directeur de l'établissement, notamment dans les domaines suivants :

- L'élaboration du PE/PS et sa mise en œuvre ;
- La Gestion des Ressources Humaines ;
- La gestion budgétaire, financière et comptable ;
- La gestion administrative ;
- Le pilotage de la démarche qualité et de l'amélioration continue ;
- Les relations avec l'environnement et les coopérations…

Si le DUD les prévoit, le PE/PS propose, également, les subdélégations allouées aux cadres hiérarchiques du dispositif : directeurs adjoints et chefs de service.

EXEMPLE DE SYNTHESE D'UN DOCUMENT UNIQUE DES DELEGATIONS

Mission générale

- Le Directeur est associé à la réflexion sur les orientations politiques et stratégiques de l'Association et il est chargé de mettre en œuvre les décisions en découlant.

Mission 1 – Conduite de la définition et de la mise en œuvre du Projet d'Etablissement

- Le Directeur est chargé de l'élaboration du Projet d'Etablissement ;
- Il est responsable des admissions, des sorties et du respect des droits des usagers ;
- Des projets personnalisés et des relations avec les familles ;
- Du dispositif d'évaluation ;
- Des contrats d'assurances et de maintenance et de la sécurité.

Mission 2 – Gestion et animation des Ressources Humaines

- Le Directeur est responsable de la mise en œuvre de la politique de Ressources Humaines ;
- Il déploie un mode de management collaboratif et veille à la qualité de vie au travail ;
- Il veille à l'organisation du dialogue social au sein de l'Etablissement et au respect du droit d'expression des salariés ;
- Le directeur est responsable de la Gestion Prévisionnelle des Métiers et des Compétences ;
- De l'évaluation et du développement des Ressources Humaines ;
- Du respect de la législation sociale ;
- De l'organisation du Travail, des ruptures des contrats de travail et des contentieux ;
- Le directeur dispose du pouvoir disciplinaire.

Mission 3 – Gestion budgétaire, financière et comptable

▪ Le directeur est responsable du respect des règles comptables et fiscales, et est en charge des budgets prévisionnels et des procédures contradictoires ;

▪ Du contrôle de gestion, du suivi comptable et budgétaire, du compte Administratif ;

▪ De la gestion de trésorerie et de la politique d'Achat.

Mission 4 – Coordination avec les institutions et intervenants extérieurs

▪ Le directeur est responsable des actions de coopération et de coordination externe ;

▪ Il représente de l'Association au sein des instances partenariales ;

▪ Il est responsable de l'inscription de l'Etablissement dans les réseaux externes ;

▪ Il assure les relations avec les partenaires et les organismes extérieurs ;

▪ Il est chargé de la communication externe…

3.10. LA SYNTHÈSE DU PROJET DE SIÈGE

Si l'établissement est géré par une association disposant d'un siège, le PE/PS présente sa définition, sa fonction, les missions qu'il remplit et les Ressources Humaines dont il dispose.

EXEMPLE DE PRESENTATION D'UN SIEGE

Définition du siège

× Le siège social coordonne et contrôle l'ensemble des activités de l'Association. Il représente, par délégation du Conseil d'Administration donnée au Directeur Général, le lieu et l'instance de coordination et de décision organisationnelle et fonctionnelle des établissements et services sociaux et médico-sociaux.

Fonction du siège

× Structure contribuant à la qualité du service rendu au service des établissements ;
× Plateforme d'appui et de conseil ;
× Promoteur d'innovation et de développement sur le territoire ;
× Ressources fonctionnelles pour des tiers.

Missions du siège et interactions avec les établissements et services

× Mise en œuvre des décisions du Conseil d'Administration ;
× Management des directeurs et responsables de services ;
× Appui ressources auprès des établissements ;
× Veille juridique ;
× Gestion des finances et contrôle de gestion ;
× Gestion des Ressources humaines et de la paye ;
× Gestion de la stratégie de développement des ESMS
× Gestion de la Démarche d'Amélioration Continue et de la Qualité ;
× Gestion du système d'information et des équipements informatique ;
× Gestion de la communication interne et externe
× Gestion du patrimoine et de la logistique.

Tableau des effectifs

× Directeur général
× Responsables de service du siège
× Nombre de salariés du siège par service

*3.11. L'HISTOIRE DE L'ÉTABLISSEMENT **

Le PE/PS mentionne la date de création de l'établissement et le périmètre initial de ses activités.
A la suite, le document énonce les évolutions qui ont marquées le dispositif en matière de mission, d'objectifs, de public accueilli, de prestations servies et d'organisation.

EXEMPLE DE PRESENTATION DE L'HISTOIRE D'UN ETABLISSEMENT

- La MECS X a ouvert ses portes le 1er septembre 1998 ;
- Elle recevait, à l'époque, 30 jeunes filles âgées de 12 à 18 ans, confiées par l'Aide Sociale à l'Enfance, en hébergement permanent.
- En 2003, l'établissement s'est ouvert à la mixité en créant un service de 10 places pour adolescents âgés de 12 à 18 ans.
- En 2008, pour les garçons et filles âgés de plus de 16 ans, la MECS a fait l'acquisition de studios afin d'outiller leur accession à l'autonomie.
- En 2012, le dispositif a ouvert un service appelé « liens parents-enfants » destiné à proposer un accompagnement ou une médiation de ces rencontres afin qu'elles répondent à l'intérêt de l'enfant.
- En 2018, l'établissement s'est doté d'un service pour suivre dix placements à domicile sur décision judiciaire.

*3.12. LE POSITIONNEMENT DE L'ÉTABLISSEMENT OU DU SERVICE SUR SON TERRITOIRE **

Le PE/PS positionne l'établissement ou le service, éventuellement, à travers un schéma, d'un côté, au regard des organismes tarificateurs et prescripteurs et d'un autre côté, à l'aune de ses partenaires opérationnels.
Ce schéma peut, également, inclure des partenariats institutionnels tels que les fédérations ou unions nationales du secteur médico-social.

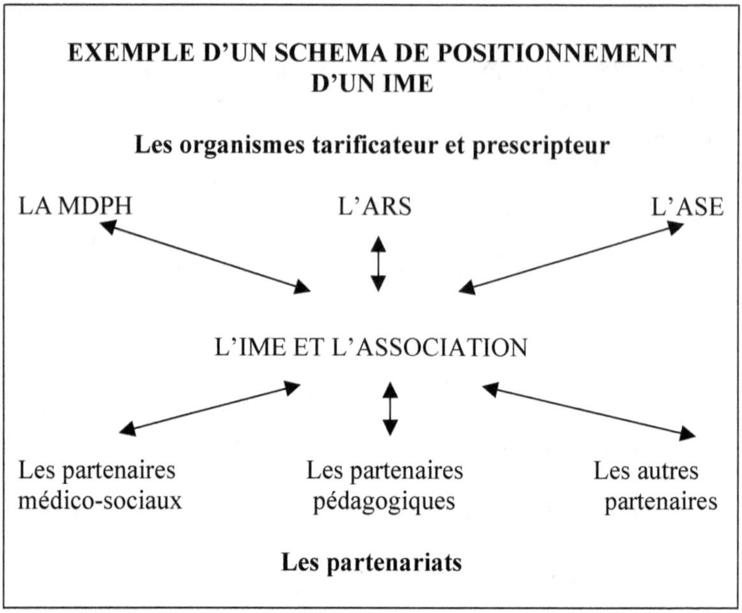

3.13. LA CARACTÉRISATION DE LA POPULATION ACCUEILLIE

Le PE/PS caractérise la population concernée par l'établissement ou le service afin d'adapter les prestations servies à l'évolution des besoins et attentes de ce public.
Pour identifier la population accueillie, il convient de se reporter, d'abord, aux derniers rapports nationaux et schémas territoriaux visant le type de public concerné.
En complément, l'établissement ou le service tient, annuellement, des indicateurs spécifiques (voir le tableau ci-dessous) en configurant les résultats avec une rétroactivité de trois ans afin de repérer des tendances.
A la lumière des données recueillies à partir de ces deux types de sources, il s'agit de valider une série de besoins émergents qui justifie une adaptation immédiate ou à terme de l'offre de service.

EXEMPLE DE SYNTHESE D'UN RAPPORT IGAS/IGF 2019 SUR LES ESAT

× 66% des personnes accueillies en ESAT présentent des déficiences intellectuelles ;
× Ce résultat diminue progressivement ;
× 23% des personnes accueillies en ESAT présentent des pathologies psychiques ou des troubles du comportement (13,9% en 2001).
× En 2017, 44% de ces personnes ont plus de 50 ans contre 22% en 2014.
× 70% des personnes accueillies en ESAT habitent en milieu ordinaire…

EXEMPLE DE BESOINS ISSUS DES CONSTATS DU RAPPORT IGAS/IGF 2019 SUR LES ESAT

.1. Passer des conventions avec des ressources en soins psychiques sur le territoire ;
.2. Revisiter les modes d'accompagnement au regard du changement de profil de la population accueillie ;
.3. Adapter les temps de travail pour les personnes handicapées vieillissantes…

EXEMPLES D'INDICATEURS ANNUELS DE CARACTERISATION DE LA POPULATION ACCUEILLIE

× Répartition en % des personnes accueillies en fonction de leur ancien lieu de vie : milieu naturel, établissement médico-social, autres.
× Répartition en % des personnes accueillies en fonction de l'origine géographique : département d'implantation, autres départements.
× Répartition en % des personnes accueillies par tranche d'âge.
× Répartition en % des personnes accueillies par sexe.
× Répartition en % des personnes accueillies par type de déficience et de pathologie.
× Répartition en % des personnes accueillies par type d'orientation à la sortie : milieu ordinaire, établissement médico-social, autres.
× % des personnes accueillies insérées dans le milieu ordinaire de travail…

RAPPEL IMPORTANT : il convient de présenter les résultats de tout indicateur avec une rétroactivité de trois années afin d'identifier les tendances qui se dégagent sans s'arrêter au résultat d'un seul exercice qui ne délivre qu'une information partielle.

*3.14. L'ORGANISATION DU DISPOSITIF PAR UNITE **

Le PE/PS formalise, sur un schéma, l'organisation de l'établissement ou du service par unité de vie, par mode d'accueil ou par antenne géographique.
Pour chaque unité, mode d'accueil ou antenne, le schéma précise les critères d'affectation du public accueilli ou accompagné : âge, sexe, degré d'autonomie, type de déficience, situation de la personne ou lieu de résidence…

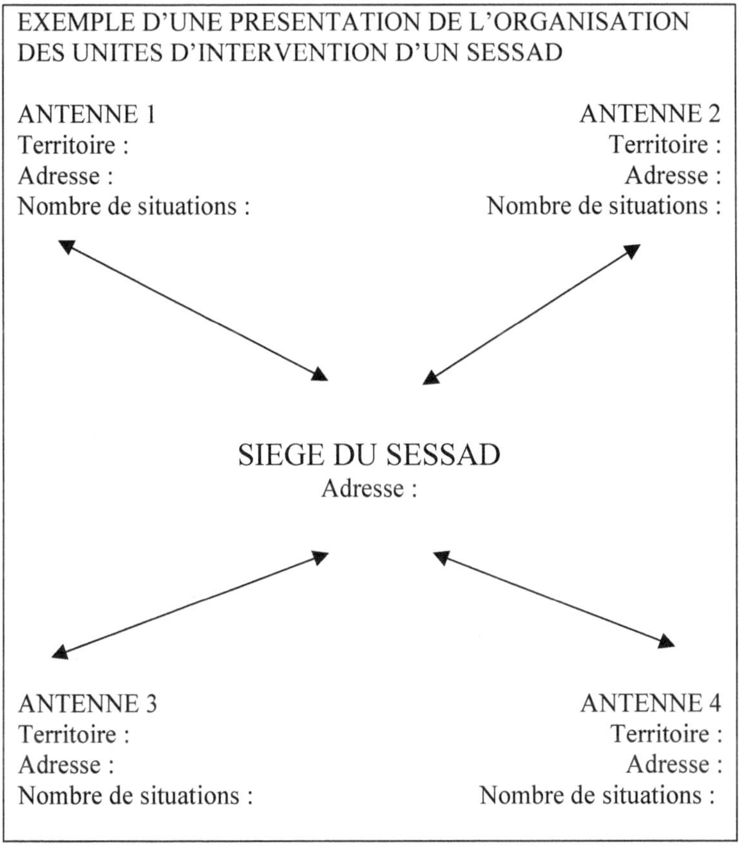

EXEMPLE D'UNE PRESENTATION DE L'ORGANISATION DES UNITES DE VIE D'UN FOYER DE L'ENFANCE AVEC MISSION D'ACCUEIL D'URGENCE

.1. La pouponnière :
8 garçons et filles de 0 à 2 ans

.2. Les poussins :
10 garçons et filles de 3 à 5 ans

.3. Les juniors :
12 garçons et filles de 6 à 11 ans

.4. Les ados :
10 garçons et filles de 12 à 18 ans

.5. Le service transversal de la parentalité :
Accompagnement de tous les liens entre l'enfant et sa famille

*3.15. L'ORGANIGRAMME DU DISPOSITIF **

Le PE/PS présente l'organigramme de l'établissement ou du service.
Cet organigramme comprend :

.1. Les différents niveaux hiérarchiques ;
.2. Les différents services ;
.3. Au sein de chaque service, les fonctions et pour chacune d'elles le nombre de postes équivalent temps plein financés ;
.4. Les liens hiérarchiques ;
.5. Les liens fonctionnels.

EXEMPLE D'UN ORGANIGRAMME D'UN SAVS

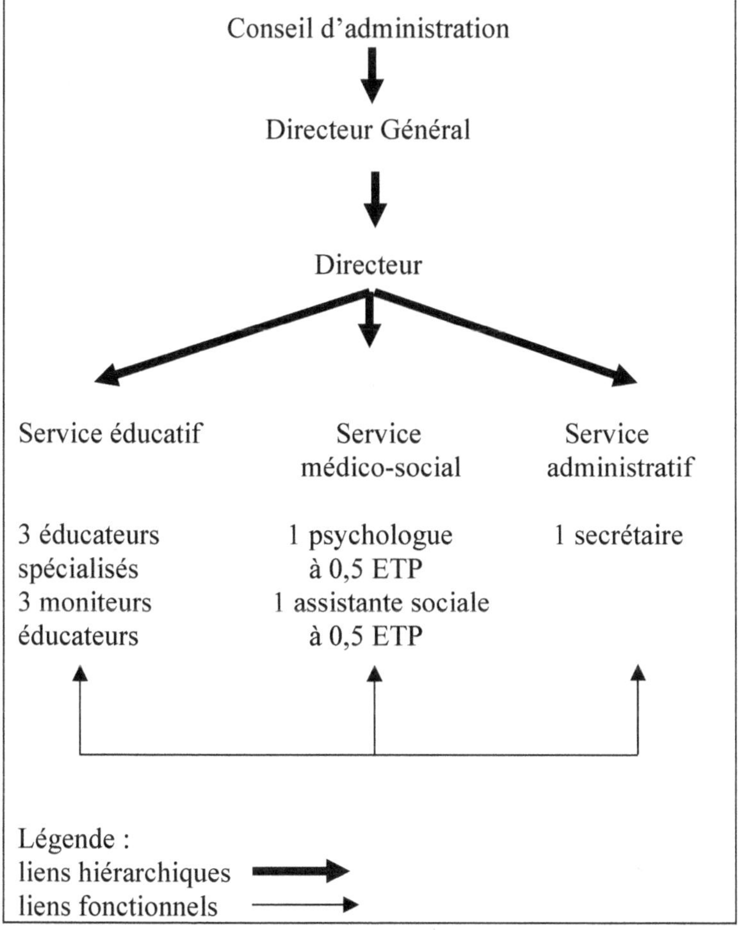

L'organigramme est un outil de communication organisationnelle permettant à chaque salarié de repérer son responsable direct et les autres professionnels avec qui il travaille.

*3.16. LA JOURNÉE TYPE D'UNE PERSONNE ACCUEILLLIE **

Le PE/PS affiche le contenu d'une journée type au sein du dispositif afin de favoriser une visualisation de la vie d'une personne dans le cadre de l'établissement ou du service.

EXEMPLE D'UNE JOURNÉE TYPE EN IME EN SEMAINE

- 7h30 : lever, petit déjeuner, préparation
- 9h : classe ou activité
- 12h : repas
- 13h30 : classe ou activité
- 16h30 : goûter, devoirs, temps libre
- 18h30 : douches
- 19h : repas
- 20h : activités individuelles ou collectives
- 21h : coucher

N.B. : le mercredi après-midi est consacré à des activités extérieures culturelles, sportives ou de loisirs.

LE SAMEDI ET LE DIMANCHE

- Entre 9h et 10h : lever, petit déjeuner, préparation
- 10h : jeux, temps libre…
- 12h : repas
- 14h : sortie ou activité sportive
- 18h30 : douches
- 19h : repas
- 21h : coucher (sauf le samedi : cinéma en interne)

N.B. : une partie importante des jeunes accueillies partent en WE dans leur famille.

4. LE PILOTAGE DU DISPOSITIF

4.1. LA POLITIQUE ET LA STRATÉGIE

! La définition et la mise en œuvre de la politique et la stratégie relèvent, dans la nomenclature SERAFIN PH, des prestations indirectes portants sur : « Les fonctions gérer, manager, coopérer »

4.1.1. *Le diagnostic*

IMPORTANT : La réalisation de ce diagnostic est confiée au comité de pilotage au motif de sa dimension stratégique.

Le PE/PS établit un diagnostic de l'établissement ou du service afin de conduire le changement et de déployer, à la suite, des prestations, des méthodes et des principes d'action ajustés.
Pour réaliser cette démarche, il convient de se référer aux tableaux SWOT (voir ci-dessous) du dernier rapport d'évaluation interne ou externe et du dernier rapport d'activité.
Les points forts, points d'effort, opportunités et menaces sont traités, dans chaque SWOT à travers plusieurs domaines pouvant correspondre, soit à ceux de la dernière évaluation interne ou externe, soit à ceux qui structurent le plan d'amélioration du dispositif (voir ci-dessous).

DEFINITION ET METHODOLOGIE DU TABLEAU SWOT

Le SWOT est une grille de management stratégique qui permet, à l'issue d'un processus évaluatif, de déterminer les points forts, les points d'efforts de l'organisation ainsi que les opportunités et les menaces issues de son environnement.

SWOT se traduit de la manière suivante :

× STRENGTHS = forces
× WEAKNESS = faiblesses
× OPPORTUNITIES = opportunités
× THREATS = menaces

▪ Les forces et les faiblesses sont identifiées au regard des constats de chaque rapport.
▪ Les menaces et les opportunités doivent être établies à l'aune d'une analyse de l'environnement de l'établissement ou du service revue annuellement.
▪ Les menaces et les opportunités relèvent de six dimensions :

× Les avancées technologiques ;
× Les réseaux et partenariats ;
× La concurrence ;
× L'évolution de la réglementation ;
× L'environnement économique ;
× L'évolution du profil de la population accueillie.

▪ La méthode de traitement du SWOT, après avoir renseigner les tableaux, pour dégager des axes stratégiques, se réfère aux processus suivants qui croisent les quatre piliers du SWOT, deux par deux :

.1. Forces – opportunités :
Saisir les opportunités en s'appuyant sur les forces ou solidifier les forces en s'appuyant sur les opportunités.
.2. Forces – menaces :
Utiliser les forces pour résister aux menaces ou prévenir les menaces afin qu'elles ne minorent pas les forces.
.3. Faiblesses – opportunités :
Saisir les opportunités pour traiter les faiblesses ou traiter les faiblesses qui empêchent de saisir les opportunités.

.4. Faiblesses – menaces :
Traiter les faiblesses afin que les menaces ne les majorent pas ou prévenir les menaces pour qu'elles n'accroissent pas les faiblesses.
.5. Forces – faiblesses :
S'appuyer sur les forces pour traiter les faiblesses.
.6. Opportunités – menaces :
S'appuyer sur les opportunités pour prévenir les menaces.

▪ Si le tableau complet se réfère à SERAFIN PH, alors il peut se présenter ainsi :

.1. Prestations de pilotage

Forces	Faiblesses
Opportunités	Menaces

.2. Prestations support

Forces	Faiblesses
Opportunités	Menaces

.3. Prestations de santé

Forces	Faiblesses
Opportunités	Menaces

.4. Prestations d'accompagnement

Forces	Faiblesses
Opportunités	Menaces

.5. Liste des mesures d'améliorations nécessaires :

- ×
- ×
- ×

Il convient de noter qu'il n'existe pas, systématiquement, des opportunités et des menaces pour chacun des domaines faisant l'objet d'un tableau SWOT.

Les opportunités disponibles et les menaces émergentes dépendent de la typologie du dispositif et de son écosystème.

Les données exposées dans l'exemple proposé ci-dessous sont synthétiques et générales. Le but est d'expliciter les mécanismes du SWOT et non pas de déterminer un projet stratégique abouti.

EXEMPLE D'UN SWOT

DOMAINE DU PILOTAGE	
Points forts	**Points faibles**
Evaluation interne	Traitement des évènements indésirables
Veille réglementaire	Gestion des risques
Management collaboratif	Ratio d'encadrement
Opportunités	**Menaces**
Signature prochaine d'un CPOM	Difficultés de recrutement
Existence sur le territoire d'un réseau ressource en outil de pilotage	

DOMAINE DE L'ACCOMPAGNEMENT	
Points forts	**Points faibles**
Droits des usagers	Personnalisation de l'accompagnement
Processus d'admission	Circuit du médicament
Opportunités	**Menaces**
Recommandations de bonnes pratiques professionnelles et guides HAS	Augmentation des pathologies mentales présentées par les personnes accueilles

DOMAINE DES FONCTIONS SUPPORT	
Points forts	**Points faibles**
Maintenance des équipements	Fiches de poste non systématiques
Qualité des locaux	Respect des normes alimentaires
Qualité de vie au travail	
Opportunités	**Menaces**
Nouvelles technologies : TIC	Contrôle service vétérinaire
	Difficultés de recrutement

AXES STRATEGIQUES TIRES DU SWOT
.1. Adhésion au réseau « ressource » en outil de pilotage afin de formaliser le traitement des évènements indésirables et la gestion des risques. .2. Mise en place d'une instance de traitement des recommandations de bonnes pratiques afin d'améliorer la gestion des projets personnalisés et du circuit du médicament. .3. Mettre en œuvre une formation collective pour les professionnels du service restauration et mise en place d'audits internes sur les normes alimentaires.

Les axes stratégiques identifiés seront mentionnés dans le PE/PS comme des évolutions programmées (voir ci-après la section 4.1.12) et ferons l'objet d'une fiche action insérée en annexe du document.

4.1.2. *La mission définie par le Code de l'Action Sociale et des Familles*

IMPORTANT : le comité de pilotage dispose des textes réglementaires et intègre lui-même la mission définie par le CASF dans le PE/PS.

Le PE/PS rappelle la mission allouée à l'établissement ou au service par le Code de l'Action Sociale et des Familles.

EXEMPLE CONCERNANT LA MISSION DES IME DEFINIE PAR LE CASF

Article D.312.11.

Ces établissements et services accueillent et accompagnent des enfants ou des adolescents présentant un déficit intellectuel, conformément à leur plan personnalisé de compensation comprenant le projet personnalisé de scolarisation et prenant en compte les aspects psychologiques et psychopathologiques ainsi que le recours, autant que de besoin, à des techniques de rééducation, telles que l'orthophonie, la kinésithérapie et la psychomotricité.

Ces établissements et services accueillent également les enfants ou adolescents lorsque la déficience intellectuelle s'accompagne de troubles, tels que des troubles de la personnalité, des troubles comitiaux, des troubles moteurs et sensoriels et des troubles graves de la communication de toutes origines, ainsi que des maladies chroniques compatibles avec une vie collective.

4.1.3. *La mission définie par l'établissement ou le service* *

IMPORTANT : cette définition doit naître de l'intelligence collective tout en traduisant la stratégie de l'établissement ou du service. A ce titre une commission mixte se charge de formaliser cette mission.

L'établissement ou le service propose, dans le PE/PS, une formulation de sa mission au regard de sa culture, de son identité et du cadre réglementaire.
L'objectif est d'énoncer, sur une demi-page, la raison d'être de la structure, son objectif central afin d'identifier clairement la raison d'être de la structure.
L'offre de service et ses modalités de mise en œuvre n'ont de sens qu'à l'aune de cette mission.
Les sources à compulser pour établir cette mission sont :

× La mission octroyée par le Code de l'Action Sociale et de la Famille ;
× La dernière autorisation ;
× La mission rédigée dans le PE/PS précédent ;
× Les caractéristiques de la population accueillie ;
× La propre vision de l'établissement ou du service sur cette mission.

METHODE DE REDACTION, PAR LE DISPOSITIF, DE SA MISSION

Il convient de répondre successivement aux questions suivantes :

× Quel public reçoit le dispositif : nombre, âge, sexe ;
× Pour quels motifs : typologie de déficiences ou de difficultés ;
× De quelle manière : hébergement permanent, de semaine, accueil de jour, autre…
× Sur quelles bases : désignation du prescripteur (ASE, CDAPH, autres…) ;
× Dans quel but : identification des objectifs généraux de l'accompagnement ;
× De quelle manière : présentation des prestations directes

EXEMPLE DE LA REDACTION DE LA MISSION UN IMP

- Notre mission est d'accueillir 60 enfants, garçons et filles âgées de 3 à 14 ans ;
- En raison de leur situation de handicap mental avec ou sans troubles associés[2] ;
- En hébergement permanent, de semaine ou en accueil de jour ;
- Dans le cadre d'une notification de la MDPH ;
- Afin de développer leurs potentialités, leur autonomie et d'assurer leur bien-être ;
- Par la mise en œuvre de prestations éducatives, pédagogiques, rééducatives et médicales dans le cadre d'un parcours personnalisé.

4.1.4. *Les objectifs généraux de l'établissement ou du service*

IMPORTANT : le comité de pilotage assure la définition des objectifs généraux et de leurs indicateurs dans la mesure où ces éléments relèvent directement du management.

Le PE/PS établit les objectifs généraux qu'il doit atteindre.
Ces objectifs sont au service de la réalisation de la mission.
Les sources permettant de déterminer les objectifs généraux sont, d'une part, les buts du dispositif et, d'autre part, l'offre de service (voir partie 4.1.10 ci-dessous) qui assure leur réalisation.
Les objectifs fixés doivent être mesurables et observables et donc évaluables, en référence à des indicateurs quantitatifs et/ou qualitatifs.

[2] Troubles de la communication, de la personnalité ; moteurs et sensoriels compatibles avec la vie en collectivité.

EXEMPLES D'OBJECTIFS GENERAUX ET D'INDICATEURS DEDIES[3]	
Objectifs généraux	**Indicateurs**
Délivrer une prestation apportant une valeur ajoutée à la personne accompagnée	Indice de développement des compétences des personnes accompagnées (consolidation des grilles d'observation des compétences sociale (voir partie…) Ou indice de résorption des besoins des personnes accueillies Taux d'activité
Répondre aux attentes des personnes accompagnées ou accueillies	Résultats des enquêtes de satisfaction à destination des usagers

4.1.5. *La finalité de l'établissement ou du service*

IMPORTANT : la définition de cette finalité relève de la gouvernance et se retrouve, éventuellement, dans le projet associatif.

Le PE/PS peut, en complément des objectifs, annoncer la finalité qui, au-delà de sa mission, mobilise l'établissement ou le service. La finalité est un objectif de transformation de la société ou de l'une de ses composantes qui dépasse la mission spécifique de l'établissement ou du service et dont la réalisation est le produit d'une démarche collective rassemblant un ensemble d'acteurs. Pour certaines associations, la réalisation de l'objectif peut constituer une forme de plaidoyer.
Si aucune finalité ne peut être formalisée, cette section du PE/PS sera ignorée.

---

[3] Les indicateurs proposés, ici, sont standards et supposent d'être personnalisés au sein de chaque dispositif.

EXEMPLES DE FINALITES

▪**Association dans le champ du handicap :** favoriser l'intégration des personnes en situation de handicap dans la société : image, insertion, accessibilité…
▪**Association dans le champ de l'inclusion sociale :** lutter contre les inégalités sociales en santé et contre l'exclusion.
▪**Association dans le champ de l'addiction :** faire entendre la voix des personnes vivant avec le VIH.
▪**Association en protection de l'enfance :** défendre l'intérêt supérieur de l'enfant.
▪**Association dans le secteur des personnes âgées :** garantir le respect des droits fondamentaux de la personne âgées dépendantes.

4.1.6. *Les valeurs de l'établissement ou du service* *

IMPORTANT : comme pour la mission, les valeurs relèvent d'une dimension stratégique mais doivent, aussi, être partagées. De ce fait, cette section du PE/PS sera établie par une commission mixte.

Le PE/PS indiquent les valeurs qui vont soutenir les modalités d'accompagnement des personnes accueillies et plus globalement, le fonctionnement de l'établissement.
Les valeurs sont des références, des principes éthiques partagés par un groupe social.
Les valeurs orientent les principes d'action formalisés dans le PE/PS et nourrissent les bonnes pratiques professionnelles, celles-ci devant être réglementairement conformes, techniquement pertinentes mais aussi éthiquement recevables.

La formulation des valeurs de l'établissement ou du service s'appuie sur les sources suivantes :

× Les valeurs fixées dans le projet associatif ;
× Les valeurs portées par le PE/PS précédent ;
× Les contributions de la réflexion éthique réalisée selon les modalités préconisées par la recommandation de bonnes pratiques portant sur le questionnement éthique d'octobre 2010 ;
× Les valeurs portées individuellement et collectivement par les professionnels du dispositif.

A titre d'exemple, la valeur portant sur le respect de l'intimité se traduira par le principe d'action qui oblige chaque professionnel à demander l'autorisation de pénétrer dans l'espace privé de la personne accueillie.

CATEGORIES ET EXEMPLES DE VALEURS

.1. Les valeurs métier : équité, rigueur, responsabilité…
.2. Les valeurs d'intervention : dignité, intégrité, confidentialité…
.3. Les valeurs relationnelles : empathie, écoute, soutien…
.4. Les valeurs collectives : loyauté, solidarité, engagement…
.5. Les valeurs institutionnelles : respect de la loi, transparence, performance…

EXEMPLES DE VALEURS FIXEES DANS LE CADRE DU PE D'UN ITEP

× Garantir la dignité de la personne accueillie ;
× Développer sa citoyenneté
× Assurer sa protection ;
× Cultiver la bienveillance dans le cadre de l'accompagnement ;
× Agir, en toutes circonstances, avec responsabilité ;
× Défendre la laïcité…

EXEMPLES DE VALEURS FIXEES DANS LE CADRE DU PE D'UNE MECS

Des valeurs humaines :

- × Prendre soin ;
- × Être à l'écoute ;
- × Faire preuve d'empathie…

Des valeurs liées aux Droits :

- × Respect de la loi et de la réglementation ;
- × Respect les salariés ;
- × Mise en œuvre de procédures.

Des valeurs démocratiques :

- × La citoyenneté ;
- × La laïcité ;
- × L'exemplarité des adultes…

4.1.7. *Les règles de vie*

IMPORTANT : ces éléments étant déjà formalisés dans le règlement de fonctionnement, le comité de pilotage est en capacité de les insérer de manière synthétique dans le PE/PS.

Le PE/PS stipule les principales règles de vie de l'établissement ou du service et les dispositions prises en cas de non-respect de ces prescriptions.
Ces éléments permettent d'identifier les dispositions concourant à un accompagnement fécond et sécurisé, mais aussi les mesures prises, notamment en cas d'incivilités, de délits et de violences au sein de la structure.
Ces règles et ces principes sont préalablement fixées dans le règlement de fonctionnement de l'établissement et du service.

EXEMPLES DE REGLES A DEFINIR

Les règles spécifiques à l'établissement favorisant un accompagnement adapté et portant sur :

× Le respect des horaires et le présentéisme ;
× L'hygiène ;
× La tenue vestimentaire ;
× Le respect des conventions sociales ;
× La vie affective et sexuelle…

Les règles générales assurant la sécurité de chacun et prévenant :

× Les atteintes à la laïcité ;
× L'introduction d'objet dangereux ;
× Les vols, rackets et dégradations volontaires ;
× Les insultes et provocations verbales ;
× Et toutes formes d'agression physiques ou sexuelles…

DEFINITION DES DISPOSITIONS PRISES EN CAS DE NON-RESPECT DE CES REGLES

Identifier l'existence d'une instance dédiée à l'instruction et au traitement d'un comportement non conforme aux règles établies (membres et missions) ;
Si cette instance n'existe pas, signaler la fonction ou les fonctions habilitées à traiter ces évènements et à fixer des sanctions ;
Préciser les modes d'enregistrement de ces comportements (fiches d'évènements indésirables ou fiches d'incidents) ;
Présenter les modalités de traitement des comportements non conforme (écoute des protagonistes, recherche de témoignage…) ;
▪Déterminer les évènements donnant lieu à un dépôt de plainte, à un signalement au procureur et à la diffusion d'un évènement indésirable grave à l'autorité compétente ;
▪Pour l'ensemble des situations, fixer le barème des sanctions.
▪Fixer les mesures de réparation éventuelles : excuses orales ou écrites, travaux au service du collectif

EXEMPLE D'UN BAREME DES SANCTIONS EN IME

.1. Admonestation orale ;

.2. Avertissement écrit ;

.3. Exclusion temporaire jusqu'à trois jours ;

.4. Exclusion temporaire pouvant aller de cinq à quinze jours ;

.5. Exclusion définitive.

IMPORTANT : chacune de ces sanctions peut être prononcée soit au motif de la gravité de l'acte soit en raison de sa réitération.

4.1.8. *La gestion des paradoxes*

IMPORTANT : ce travail peut être confié à une commission ou faire l'objet d'une production commune avec le comité de pilotage dans le cadre d'une commission mixte

Le PE/PS peut, aussi, communiquer sur la manière dont l'établissement ou le service gère des situations ou des injonctions paradoxales.
Dans un premier temps, le dispositif identifie les contradictions qu'il est conduit à gérer, puis détermine les principes qui vont assurer un équilibre entre les deux termes opposés.
Ces antinomies pouvant être nombreuses, le PE/PS ne s'intéressera qu'aux paradoxes les plus déterminants.

EXEMPLES DE PARADOXES

.1. Équilibre entre vie personnelle et vie collective ;
.2. Équilibre entre prise en compte du symptôme et rappel à la loi ;
.3. Équilibre entre partage d'informations et confidentialité ;
.4. Équilibre entre sécurité/protection et liberté/autonomie...

EXEMPLE DE MODALITES DE GESTION D'UN PARADOXE EN ESMS : EQUILIBRE ENTRE PRISE EN COMPTE DU SYMPTÔME ET RAPPEL DE LA LOI

.1. Constats liminaires :

× Le passage à l'acte grave d'une personne accueillie (acte de violence sur un pair par exemple) peut être, d'une part, l'expression de troubles importants de la personnalité mais constitue, d'autre part, un délit au sens du code pénal.

× Pour résoudre le paradoxe, nous considérons que ces deux paramètres ne s'opposent pas mais que l'un et l'autre doivent être pris en compte. A ce titre, nous prenons une série de mesures qui garantit le traitement des causes de l'acte posé et un traitement juridique de celui-ci.

.2. Modalités de gestion du paradoxe :

× Apporter les soins nécessaires à la personne agressée et informer celle-ci ou son représentant légal de son droit de déposer une plainte puis l'accompagner s'elle le souhaite pour réaliser la démarche ;

× Traiter en interne le passage à l'acte au regard du règlement de fonctionnement ;

× Déterminer, dans le cadre du projet personnalisé de l'agresseur, les mesures de soins éventuellement nécessaires au regard du passage à l'acte...

4.1.9. *Les références théoriques*

IMPORTANT : le travail de formalisation des références théoriques à l'œuvre au sein de l'établissement relève de choix stratégiques et, dans le même temps, impacte fortement les modalités d'intervention. A cet égard, le traitement de cette section du PE/PS revient à une commission mixte.

Le PE/PS annonce les modèles théoriques qui font référence au sein du dispositif à l'aune de sa mission et de son offre de service. En complément le PE/PS justifie les choix opérés par le dispositif dans ce domaine.

Voici une liste non exhaustive de modèles théoriques usités dans le secteur médico-social :

× La psychopédagogie : PIAGET, SKINNER…

× Les pédagogies nouvelles : MAKARENKO, FREINET, MONTESSORI… ;

× La pédagogie et la psychothérapie institutionnelles : TOSUQELLES, GUATTARI, DELIGNY…

× L'analyse systémique : WATZLAWICK, BATESON …

× L'approche psychanalytique : FREUD, WINNICOTT, KLEIN, LACAN…

× La psychologie analytique : JUNG…

× L'approche humaniste rogérienne : ROGERS…

× L'égo-psychologie : HARTMANN, ERIKSON…

× L'approche cognitive et comportementaliste : BANDURA, ELLIS, BECK, HAYES…

× La programmation neurolinguistique : BANDLER, GRINDER, DILTS…

EXEMPLE DE REFERENCES THEORIQUES PRESENTEES DANS DES PE/PS

.1. Etablissement recevant des enfants et adolescents autistes

Conformément aux recommandations de bonnes pratiques professionnelles de la HAS qui considèrent que les approches psychanalytiques et la psychothérapie institutionnelle sont des interventions non consensuelles, nous nous référons à une approche majoritairement cognitive et comportementaliste.
Cette option se traduit notamment par la mise en œuvre de la méthode ABA ou du programme TEACHH afin de développer la communication et l'autonomie chez les enfants accueillis.
Ce choix n'est pas exclusif et d'autres méthodes pourront être déployer au regard des spécificités de chaque enfant.

.2. MECS

Les principes d'intervention de la MECS s'appuient sur des références théoriques diverses. Le postulat posé par l'établissement est celui d'une « boite à outil » la plus ouverte possible…
La MECS est soucieuse d'apporter une dimension supplémentaire aux jeunes accueillis : l'individuation telle que définie par Carl Gustav JUNG…
A cet égard, l'établissement vise à développer, chez chaque jeune accompagné, sa citoyenneté, son autonomie et son libre arbitre…

4.1.10. *L'offre de service* *

> **IMPORTANT :** la définition de l'offre de service réfère à un choix stratégique et à des références réglementaires qui relèvent du comité de pilotage.

Le PE/PS établit la liste des prestations directes délivrées aux personnes accueillies.
Les modalités de déploiement de ces prestations seront détaillées dans la suite du PE/PS.
Les sources nécessaires à l'identification de l'offre de service relèvent de l'autorisation, de la réglementation, de la caractérisation du public accueilli et du diagnostic réalisé dans le cadre du PE/PS (voir partie 4.1.1).

EXEMPLE D'OFFRES DE SERVICE EN ESMS

.1. ITEP

Notre établissement déploie un accompagnement à travers :

× Des prestations thérapeutiques, éducatives et pédagogiques ;
× Des prestations d'intégration sociale et professionnelle ;
× Au regard d'un projet personnalisé d'accompagnement, adapté à la situation et à l'évolution de chaque personne accueillie ;
× Sous la forme d'une intervention interdisciplinaire réalisée en partenariat avec les équipes de psychiatrie de secteur, les services et établissements de l'éducation nationale et, le cas échéant, les services de l'aide sociale à l'enfance et ceux de la protection judiciaire de la jeunesse.

Notre établissement fonctionne sous la forme d'un dispositif qui propose six modalités d'accompagnement :

× SESSAD ;
× Accueil de jour séquentiel ;
× Semi-internat ;
× Internat modulé : séquentiel ou temporaire ;
× Internat ;
× Accueil familial spécialisé.

▪Enfin, notre établissement assure un suivi des personnes après leur sortie sur une période définie et renouvelable dans la limite de trois années.

.2. EHPAD

1° Mise à disposition d'une chambre équipée et de locaux collectifs ;
2° Entretien et nettoyage des chambres et les espaces collectifs ;
3° Restauration : fourniture de trois repas, d'un goûter et mise à disposition d'une collation nocturne.
4° Traitement du linge des Résidents et du linge plat et de toilette ;
5° Accès aux animations collectives et aux activités organisées dans l'enceinte de l'établissement ;
6° Accès aux activités extérieures et sorties ;
7° Accès aux activités thérapeutiques individuelles et collectives ;
8° Suivi et accompagnement médical ;
9° Aide aux actes de vie quotidienne :
10° Mise en œuvre d'un projet personnalisé d'accompagnement.

4.1.11. *La pratique originale ou le témoignage illustratif*

> **IMPORTANT :** ce travail se voulant illustratif, il ne nécessite pas la mobilisation d'une commission et peut être confié à un membre du comité de pilotage.

Le PE/PS, pour éclairer « la politique et stratégie » (comme pour chacune des autres sous parties) :

.1. Présente une initiative, une innovation, une pratique originale déployée par le dispositif dans ce domaine ;

.2. Ou insert un verbatim qui témoigne de la perception d'une partie prenante de l'établissement (personne accueillie, famille, partenaire, professionnel…) sur ce thème.

> **EXEMPLE D'UNE PRATIQUE ORIGINALE**
>
> « Notre établissement a intégré des membres, représentants des usagers au CVS, dans l'instance chargée de traiter les infractions au règlement de fonctionnement et de décider d'éventuelles sanctions. »
>
> « Cette disposition associe direction, équipe pluridisciplinaire et pairs à l'étude des faits et à la décision de la sanction. C'est aussi, pour les représentants des personnes accueillies, un levier d'apprentissage de la citoyenneté. »

4.1.12. *Les évolutions programmées*

> **IMPORTANT :** les évolutions programmées relèvent de la stratégie et leurs définitions reviennent au comité de pilotage.

Ces évolutions portent sur des actions projetées mais non réalisées ou en cours de mise en œuvre.

Elles sont identifiables à partir de la formalisation du diagnostic (voir partie .4.1.1.) et du plan d'amélioration du dispositif.

EXEMPLE D'UNE ACTION

« Organiser une réflexion pérenne et régulière de l'équipe pluridisciplinaire sur la gestion des paradoxes et la transmissions des préconisations formalisées à l'instance éthique de l'Association (échéance : 31.03.2021). »

4.2. LES OUTILS DE PILOTAGE

! La mise en œuvre des outils de pilotage relève, dans la nomenclature SERAFIN PH, des prestations indirectes portant sur :
« Les fonctions gérer, manager, coopérer »

4.2.1. *Les objectifs opérationnels*

IMPORTANT : la définition des objectifs opérationnels et de leurs indicateurs relève du management. Cette mission revient, de facto, au comité de pilotage.

Les objectifs opérationnels visent à la réalisation des objectifs généraux (voir partie .4.1.4.).
Les sources permettant de déterminer les objectifs opérationnels sont, d'une part, la mission et les objectifs généraux identifiés ci-avant et, d'autre part, l'offre de service.
Les objectifs fixés doivent être mesurables et observables et donc évaluables à l'aune d'indicateurs quantitatifs et/ou qualitatifs.

EXEMPLES D'OBJECTIFS OPERATIONNELS ET D'INDICATEURS DEDIES	
Objectifs opérationnels	**Indicateurs**
Piloter au regard d'outils de suivi performants : Rapport d'activité…	Effectivité du renseignement et du traitement de ces outils
Assurer un pilotage efficient du dispositif, une coordination des interventions fluide et l'expression des parties prenantes	Effectivité de la tenue des instances de pilotage, de coordination et d'expression
Conduire le changement à l'aune d'une démarche d'amélioration continue	Effectivité de la révision régulière du plan d'amélioration

4.2.2. *La veille juridique*

IMPORTANT : la veille juridique relevant de la direction, c'est à celle-ci de transcrire ses modalités de mise en œuvre dans le PE/PS.

Le PE/PS indique les supports, leviers et vecteurs qui permettent à la direction d'identifier les nouveaux textes législatifs et réglementaires qui impactent le dispositif.
En complément, il convient de décrire les modalités de traitement de ces informations.
L'objectif est de démontrer que la direction est en capacité de mettre l'établissement en conformité, dans le respect des échéances prescrites, avec les dernières évolutions de la législation et de la réglementation.

EXEMPLE DE SUPPORTS DE VEILLE JURIDIQUE DISPONIBLES

Si l'association est affilée à une fédération, celle-ci l'informe des évolutions réglementaires ;
Le siège délivre aux directions les références des nouveaux textes et une analyse de ces derniers ;
La direction reçoit et étudie des magazines professionnels qui assurent une veille juridique et/ou est abonnée à une newsletter équivalente.
La direction consulte, régulièrement, le site des bulletins officiels ;
La direction consulte des sites INTERNET dédiés…

EXEMPLE DE MODALITES DE TRAITEMENTS DES NOUVEAUX TEXTES

Selon la nature du texte :

.1. Soit une commission de travail dédiée et pluridisciplinaire étudie le contenu et l'impact du texte puis propose des modalités de mise en conformité de l'établissement ;
.2. Soit le traitement du texte est réalisé dans le cadre du comité de pilotage de l'amélioration continue ;
.3. Soit l'équipe de direction se charge de cette mission ;
.4. Soit enfin, le siège de l'association délivre une synthèse du texte et détaillent les mesures opérationnelles à déployer pour mettre la structure en conformité avec le nouveau texte.

4.2.3. *Le traitement des recommandations de bonnes pratique (RBPP)*

IMPORTANT : le traitement des RBPP relève, par nature, des compétences du comité de pilotage de la démarche d'amélioration continue et de la qualité (DACQ) qu'il soit identique ou distinct du comité de pilotage du PE/PS.

Le PE/PS mentionne la manière dont le dispositif se saisit des RBPP et dont il traite leurs préconisations :

× Comment est réalisée la veille sur la parution des RBPP ?

× Comment sont informés les professionnels sur l'origine, l'utilité et l'architecture des RBPP ?

× Comment les RBPP sont mises à disposition des professionnels ?

× Comment et pourquoi une RBPP ou sa synthèse est étudiée au sein de la structure ?

× Comment les préconisations, retenues sont formalisées au sein du dispositif et comment elles modifient les pratiques déployées ?

Il est souhaitable que chaque recommandation médico-sociale soit passer en revue afin qu'elles soient sources d'amélioration des pratiques et qu'elles constituent un des supports de réécriture du PE/PS.

EXEMPLES DE MODALITES DE TRAITEMENT DES RBPP

Comme pour la veille juridique, le responsable qualité du siège de l'association informe, en temps réel, la direction de notre établissement de la parution d'une nouvelle RBPP.
La direction explore la RBPP afin d'identifier si elle concerne notre dispositif.
Si tel est le cas, le comité de pilotage de la démarche d'amélioration continue étudie la RBPP concernée ou sa synthèse et en extrait de nouvelles bonnes pratiques qui seront versées dans le guide d'intervention après information de chaque service en réunion de coordination.

Les synthèses de toutes les RBPP médico-sociales répertoriées sur le site de l'HAS sont mises à disposition des salariés dans la bibliothèque professionnelle de l'établissement.
Chaque année, chaque chef de service présente à l'équipe qu'il encadre la genèse des RBPP, leurs modalités d'élaboration, leur raison d'être et leur architecture.

METHODOLOGIE DE TRAITEMENT DES PRECONISATIONS D'UNE RBPP MEDICO-SOCIALE

.1. Lire successivement chaque préconisation de la synthèse de la RBPP ;

.2. S'assurer que chacun a bien attribué, à la préconisation, le même sens ;

.3. Se poser pour chaque préconisation les questions suivantes :

× Notre établissement est-il concerné par cette pratique ?
Oui, on poursuit - non, on arrête ;
× Cette pratique est-elle déjà déployée dans l'établissement ?
Non, on poursuit - oui, on s'arrête ;
× Notre pratique est-elle supérieure à celle proposée ?
Non, on poursuit - oui, on s'arrête ;
× Cette pratique va-t-elle apporter une valeur ajoutée ?
Oui, on valide - non, on arrête ;

.4. Si une préconisation est retenue, elle intègre le guide d'intervention ou de bonnes pratiques, ou encore elle est insérée dans une procédure.

4.2.4. *La démarche d'amélioration continue et de la qualité* *

IMPORTANT : la formalisation synthétique de la DACQ revient naturellement à son comité de pilotage qu'il soit identique ou distinct du comité de pilotage du PE/PS.

Le PE/PS développe les modalités de mise en œuvre de la démarche d'amélioration continue et de la qualité.
La source permettant de renseigner cette section est constituer par le Manuel Qualité ou par tout autre document qui organise la démarche d'amélioration continue et de la qualité.
En complément, il est utile de préciser les outils assurant la traçabilité des travaux réalisés par le comité de pilotage de la DACQ : plans d'action, nombre de réunions annuelles, réclamations et évènements indésirables traitées et actions d'amélioration finalisées.

ELEMENTS CONSTITUTIFS DU MODE D'EMPLOI OU MANUEL QUALITE DE L'ETABLISSEMENT

Les objectifs qualité et de l'amélioration continue ;
La cartographie des processus ;
La pyramide documentaire et la liste des procédures essentielles ;
Les missions du comité de pilotage de l'amélioration continue et de la qualité ;
Ses membres et son rythme de réunion ;
Les sources de l'amélioration continue (voir partie .4.2.5.) ;
L'architecture du plan d'amélioration ;
Les modalités de traçabilité de la DACQ.

EXEMPLE DE PRESENTATION SUCCINTE D'UNE DEMARCHE QUALITE AU SEIN D'UN ITEP

Une commission de pilotage de la démarche qualité animée par le responsable qualité se réunit quatre fois par an.

Cette instance a pour mission :

× D'élaborer, chaque année, un cahier des charges des axes d'amélioration à partir de plusieurs supports : l'évaluation interne, le projet d'établissement, les enquêtes de satisfaction renseignées par les usagers et leurs parents, les orientations stratégiques fixées par l'association, les objectifs annuels fixés par l'ITEP.

× D'assurer le suivi de la mise en œuvre des axes d'amélioration à partir des propositions des groupes de travail permanents.

× De rendre compte semestriellement de l'avancée des travaux et de la réalisation des axes d'amélioration à l'ensemble du personnel.

× D'actualiser les documents institutionnels : règlement de fonctionnement, livret d'accueil du jeune, livret d'accueil des nouveaux salariés et des stagiaires, livret des procédures.

EXEMPLE D'UNE PYRAMIDE DOCUMENTAIRE

→ DOCUMENTS CADRE
Projet associatif
Projet d'établissement
Livret d'accueil des personnes accueillies
Livret d'accueil des nouveaux professionnels
Règlement fonctionnement
Manuel Qualité

→ DOCUMENTS OPERATIONNELS
Plan bleu
Procédures :
Admission, projet personnalisé, sorties, traitement de réclamations, traitement des évènements indésirables
Conventions
Fiches de poste

→ ENREGISTREMENTS
Exemples : fiche de réclamation, projet personnalisé…

EXEMPLE D'UNE TRAME DE PLAN D'AMELIORATION

DOMAINE ACCOMPAGNEMENT								
N°	Sour ces	Acti ons	Entrées le	Pilote	Moy ens	Éché- ance	Évalu ation	Rep ort

4.2.5. *Les outils d'évaluation et de gestion des risques* *

IMPORTANT : cette section du PE/PS, au regard de sa nature, sera traitée par le comité de pilotage de la DACQ qu'il soit identique ou distinct du comité de pilotage du PE/PS.

Le PE/PS présentent les outils d'évaluation de l'établissement, vecteurs de la démarche d'amélioration continue et indique les modalités de mise en œuvre des enquêtes de satisfaction.
Pour ce qui concerne l'évaluation interne, le PE/PS devait indiquer le type de référentiel utilisé, la méthodologie déployée et le plan du rapport dédié. Une refonte des modalités de l'évaluation des ESMS est en cours et devrait, prochainement, se traduire par une nouvelle réglementation. Dans ce cadre, l'évaluation interne serait amenée à disparaître et l'évaluation externe interviendrait tous les cinq ans et non plus tous les sept ans.
Le PE/PS indique le plan du rapport d'activité annuel.
Le PE/PS décrit, également, les outils soutenant la gestion des risques au sein de l'établissement.

EXEMPLE D'UNE LISTE DES OUTILS D'EVALUATION ET DE GESTION DES RISQUES D'UN ETABLISSEMENT

- Le rapport d'activité annuel et sa batterie d'indicateurs ;
- Le rapport d'évaluation externe ;
- Les enquêtes de satisfaction ;
- Les audits internes ;
- Les fiches de réclamations et d'évènements indésirables ;
- Le document d'évaluation des risques professionnels et psychosociaux ;
- Le document de prévention des risques liés aux vulnérabilités des personnes accueillies ;
- Les plans d'amélioration révisés (voir partie 4.2.4)

EXEMPLE DU SOMMAIRE D'UN RAPPORT D'ACTIVITE ANNUEL

- Les caractéristiques de l'établissement ou du service et les faits marquants de l'année
- Les résultats des indicateurs de caractérisation du public accueilli
- Les résultats des indicateurs de Gestion des Ressources Humaines
- Les résultats des indicateurs sur l'accompagnement
- Les résultats des indicateurs de performance et des enquêtes de satisfaction
- Le traitement du SWOT, les perspectives et les innovations
- La description de la démarche d'amélioration continue et de ses travaux

MODALITES DE MISE EN ŒUVRE DES ENQUÊTES DE SATISFACTION D'UN ETABLISSEMENT

- Panels interrogés : personnes accueillies, familles et/ou représentants légaux, partenaires, professionnels de l'établissement ou du service.
- Rythme : tous les deux ans.
- Forme des questionnaires : questions fermées, questions ouvertes, questionnaire mixte (questions fermées avec plage de commentaires).
- Contenu des questionnaires : ils doivent être adapter à chaque panel et porter sur la manière dont sont appréciées, par celui-ci, les prestations qui lui sont servies.

EXEMPLE DE PRESENTATION DU PROCESSUS D'AUDIT INTERNE

- Processus audités : admission, projet personnalisé, sortie, circuit du médicament, gestion du dossier de l'usager.
- Rythme de l'audit : annuel.
- Auditeurs : deux professionnels pour chaque processus n'intervenant pas dans celui-ci mais disposant des connaissances nécessaires à la mission.
- Méthode : étude de documents, entretien avec les usagers bénéficiaires du processus et les professionnels acteurs du processus, revue des réclamations et évènements indésirables concernant le processus audité.
- Restitution des résultats : points forts – points faibles – propositions d'amélioration

EXEMPLE DE PRESENTATION
DU SYSTEME D'EVENEMENT INDESIRABLE

- Objet : traiter les évènements indésirables identifiés par les professionnels de l'établissement.
- Définition : situation anormale, volontaire (incident) ou involontaire (accident), identifié par l'établissement, qui met en danger, de manière significative ou répétitive, les biens et/ou l'intégrité physique/psychologique d'une partie prenante de la structure (famille, partenaire, visiteur, organisme gestionnaire) ou l'établissement lui-même.
- Enregistrement : tous les professionnels ont pour mission d'identifier les évènements indésirables et de renseigner pour chacun d'eux une fiche dédiée.
- Traitement : après validation de l'évènement indésirable par le directeur ou son représentant, celui-ci est analyser par le comité de pilotage de la DACQ qui fixent des mesures d'amélioration éventuelles intégrées au plan d'action de l'établissement.

N.B. : s'il s'agit d'un évènement indésirable grave, ce dernier fera l'objet d'une diffusion à l'organisme de contrôle à travers le document de signalement normé.

EXEMPLE DE PRESENTATION DU SYSTEME DE RECLAMATION

- Objet : traiter les insatisfactions formulées par les parties prenantes de l'établissement (bénéficiaires, familles, partenaires).
- Définition : tout manquement identifié par une partie prenante (bénéficiaires, familles, partenaires) à un des engagements formels de l'établissement fixés sur le projet de celui-ci, le livret d'accueil, le règlement de fonctionnement, le contrat de séjour, une convention ou le projet personnalisé et dont la responsabilité est strictement imputable à la structure.
- Enregistrement : tous les professionnels ont pour mission de recueillir les insatisfactions et de renseigner pour chacune d'elles une fiche de réclamation.
- Traitement : après validation de la réclamation par le directeur ou son représentant, celle-ci est analyser par le comité de pilotage de la DACQ qui fixent des mesures d'amélioration éventuelles intégrées au plan d'action de l'établissement.

EXEMPLE DE PRESENTATION DU DOCUMENT UNIQUE D'EVALUATION DES RISQUES PROFESSIONNELS

- Le processus de gestion de ces risques professionnels et psychosociaux est mis en œuvre annuellement en collaboration avec les représentants du personnel.
- Après avoir cartographier les risques encourus par les professionnels, l'instance dédiée évalue chacun d'eux à partir de trois critères : sa gravité, son degré d'exposition et le niveau de prévention disponible. Ces éléments permettent de mesurer le danger réel et de planifier, si nécessaire, la mise en œuvre d'actions d'amélioration afin de le réduire.

EXEMPLE DE PRESENTATION DE LA DEMARCHE D'EVALUATION DES RISQUES LIES AUX VULNERABILITES DES PERSONNES ACCUEILLIES

1. La méthodologie de gestion de ce type de risque est développée dans la partie 5.1.3 de ce projet, page106.
2. La nécessité de maîtriser la gestion des risques à l'égard des personnes accompagnées est notamment mise en exergue par trois documents récents : la recommandation de l'ANESM de 2009 sur la conduite de l'évaluation interne, la nomenclature des prestations proposée par SERAFIN PH et la version 0 du référentiel d'évaluation externe des ESSMS produit par HAS.
3. Nous pouvons, dans le même temps, observer que les impacts d'un évènement grave survenu au sein d'un dispositif sont multiples. Ainsi l'ESSMS concerné sera notamment confronté à des risques juridiques (plaintes, procès ...), financiers (amende, indemnisation de préjudice...), à des conséquences morales et à une image fortement dépréciée.

4.2.6. *Les instances de pilotage, d'expression et de coordination*

IMPORTANT : Cette section du PE/PS réfère à des éléments réglementaires et organisationnels. De facto, le comité de pilotage est chargé de présenter ces différentes instances.

Le PE/PS décrit les instances mises en œuvre régulièrement au sein du dispositif qui contribuent, pour les unes, à son pilotage, pour les autres, à l'expression des parties prenantes, et pour les dernières, à la maîtrise de l'intervention.
Ainsi, le PE/PS, au travers de différents tableaux, restitue les caractéristiques de chaque instance.

EXEMPLES D'INSTANCES DE PILOTAGE

Nom	Rythme	Membres	Périmètre	Mission	Animation
Comité de direction	Hebdomadaire	Directeur Cadres	Etablissement	Orientation Décision	Directeur
Réunion institutionnelle	Annuelle	Ensemble du personnel	Etablissement	Information Consultation	Directeur

N.B. Chacune de ces instances dispose d'un ordre du jour et d'un relevé de décisions.

EXEMPLES D'INSTANCES D'EXPRESSION

Nom	Rythme	Membres	Périmètre	Mission	Animation
Comité Social et Economique	Tous les deux mois	Réglementé	Hygiène, sécurité, conditions de travail…	Délibération	Directeur
Conseil de Vie Sociale	Trois dans l'année	Réglementé	Établissement	Consultation	Président du CVS
Commission menu	Trimestrielle	Directeur Cadres Responsable de la cuisine Usagers	Restauration Service de table	Elaboration Participation	Directeur
Réunion des familles	Semestrielle	Directeur Cadres Familles	Etablissement	Participation Information	Directeur

N.B. Chacune de ces instances dispose d'un ordre du jour et d'un relevé de décisions.

EXEMPLES D'INSTANCES DE COORDINATION					
Nom	Rythme	Membres	Périmètre	Mission	Animation
Réunion de service	Hebdomadaire	Chef de service Equipe	Service	Organisation Planification Information	Chef de service
Réunion de suivi des projets personnalisés	Hebdomadaire	Chef de service Référent Equipe pluridisciplinaire	Projet personnalisé	Elaboration Coordination	Chef de service
N.B. Chacune de ces instances dispose d'un ordre du jour et d'un relevé de décisions.					

4.2.7. *Les outils et les modalités de transmission*

IMPORTANT : le comité de pilotage où siègent, notamment, les chefs de service se charge du traitement de cette thématique.

Le PE/PS mentionne les supports et les méthodes de transmission d'informations qui complètent, au quotidien, les réunions de service consacrées à la coordination des interventions.

EXEMPLE DE PRESENTATION DES MODALITES DE TRANSMISSION
SUPPORTS
× Transmissions orales quotidiennes à 8h, 13h, 21h à chaque changement d'équipes ; × Transmissions écrites d'informations organisationnelles sur l'agenda du service × Transmissions sur le dossier informatisé de la personne de chaque information nécessaire à son accompagnement ;
SUPPORTS DE RECUEIL DES INFORMATIONS
× Cahier de transmission des faits marquants du jour × Dossier informatisé de la personne accueillie : informations réglementaires ou nécessaires à son accompagnement ; × Cahier des requêtes : émises par les personnes accueillies, les familles, les partenaires… ; × Agenda : rendez-vous administratifs, médicaux des personnes accueillies…

4.2.8. *Les écrits professionnels*

IMPORTANT : pour cette thématique, les chefs de service, membres du comité de pilotage, sont pertinents pour alimenter le PE/PS.

Le PE/PS identifie les écrits professionnels mis en œuvre par le dispositif et leurs caractéristiques.

Il ne s'agit pas, ici, de présenter la totalité de ces documents dont beaucoup sont traités par ailleurs mais de se limiter aux écrits qui tracent, orientent et évaluent l'accompagnement de la personne accueillie.

Pour chacun de ces écrits, il est utile d'indiquer sa nature, les fonctions habilitées à les rédiger ou à les valider et son destinataire.

EXEMPLE DE PRESENTATION DES ECRITS PROFESSIONNELS MAJEURS D'UN ESMS			
ECRITS	**REDACTEURS**	**VALIDATEURS**	**DESTINATAIRES**
Projet personnalisé	Référent	Chef de service	Usager
Bilan de situation	Référent	Chef de service	Prescripteur
Fiches de réclamations	Tous salariés	Directeur	Directeur
Fiches d'évènement indésirable	Tous salariés	Directeur	Directeur
Fiche d'évènement indésirable grave	Chef de service	Directeur	Organisme de contrôle

4.2.9. *Le système d'information*

IMPORTANT : la gestion du système d'information relève de la stratégie et de la réglementation. A ce titre, le comité de pilotage détient la compétence pour traiter de ce sujet dans le PE/PS.

Le PE/PS mentionne l'organisation du système d'information du dispositif et les modalités de déploiement du Règlement Général de Protection des Données personnelles (RGPD).
Un système d'information est un ensemble organisé de ressources permettant d'acquérir, de stocker, de structurer et de communiquer des informations, sous forme de textes, d'images ou de sons, au sein des organisations.

En complément, il est nécessaire de préciser que le système d'information repose sur trois piliers :

- Un socle technique : serveurs et ordinateurs ;
- Un socle applicatif : logiciels ;
- Un socle organisationnel : définition des utilisateurs, règles d'usage, procédures, clés d'accès…

Dans un premier temps, le PE/PS décrit succinctement le système d'information en précisant les logiciels utilisés et leur destination ainsi que la mise en place éventuelle de clés d'accès pour les professionnels au regard de leur fonction et d'une charte d'utilisation, dépositaire des bonnes pratiques.
Dans un second temps, l'établissement signale, de manière synthétique, les actions qu'il a développées pour se mettre en conformité avec le RGPD.

EXEMPLE D'UNE PRESENTATION DES LOGICIELS CONSTITUTIFS DU SYSTEME D'INFORMATION ET DES MODALITES DE SON UTILISATION

.1. Les logiciels disponibles

Logiciel n°1 : gestion des dossiers des personnes accueillies ;
Logiciel n°2 : gestion de la démarche qualité et d'amélioration continue ;
Logiciel n°3 : gestion financière ;
Logiciel n°4 : gestion des stocks ;
Logiciel n°5 : gestion administrative ;
Logiciel n°6 : gestion des Ressources Humaines…

.2. L'alimentation du système d'information et les droits d'accès

Un tableau identifie les professionnels autorisés à entrer des données dans le système d'information et pour chacun d'eux les logiciels concernés et le types d'éléments qu'ils sont habilités à insérer.
Chaque salarié dispose d'une boîte mail professionnelle et d'un accès au système d'information selon des clés d'accès spécifiques selon sa fonction.
Une charte dédiée établit les bonnes pratiques d'utilisation du système d'information.

EXEMPLE DE DISPOSITIONS PRISES PAR UN ESMS DANS LE CADRE DU RGPD

.1. La fonction de Délégué à la Protection des Données est assurée par un prestataire externe.
.2. Les modalités de mise en œuvre du RGPD s'inscrivent dans le cadre de la démarche qualité et utilise sa logique et ses outils.
.3. L'établissement documente cette mise en œuvre avec les registres et relevés suivants :

- Le registre des activités de traitement ;
- Le registre des interventions de sécurité ;
- Le document de prévention des risques informatiques ;
- L'enregistrement des demandes d'exercice des droits de la personne ;
- L'enregistrement des réclamations liées au RGPP ;
- L'enregistrement des évènements indésirables en matière informatique ;
- Le rapport d'analyse d'impact.

4.2.10. *La gestion du dossier unique de la personne accueillie*

IMPORTANT : cette section du PE/PS est renseignée par le secrétariat si les dossiers des personnes accueillies sont en version papier. A l'inverse, si le dossier le dossier est informatisé, la mission revient au comité de pilotage.

Le PE/PS précise l'organisation du dossier et les modalités de sa sécurisation.
Le projet indique, notamment, les éléments suivants :

- La méthode de classement des documents dans le dossier et le titre des chemises qui composent le dossier ;
- Les règles qui définissent les conditions d'insertion d'un document dans le dossier ;
- Le lieu de rangement des dossiers et les conditions de leur sécurisation ;
- Les modalités d'accès à ces dossiers pour les professionnels du dispositif.

Il est à noter que les modalités d'accès, pour la personne accueillie ou son représentant légal, à son dossier seront traiter dans le cadre des droits des usagers.
Il est à noter que la DGCS a diffusé un guide, à destination des ESMS, appelé « dossier de la personne accueillie » et mis à jour le 16 .12.2015.

EXEMPLE DE MODALITES DE GESTION DU DOSSIER UNIQUE DE LA PERSONNE ACCUEILLIE

Le dossier de la personne accueillie dans notre IME est composé de cinq chemises dont les contenus sont définis sur le sommaire situé en page de garde.
Ces chemises sont consacrées aux pièces suivantes :

1. Documents d'état civil ;
2. Notifications MDPH ;
3. Autorisations des représentants légaux ;
4. Documents de personnalisation : contrat de séjour, projets personnalisés ;
5. Bilans de situation ;
6. Réclamations et évènements indésirables ;
7. Courriers ;
8. . Divers.

Les dossiers sont rangés dans une armoire fermant à clé et située dans le bureau de la secrétaire.
Les documents entrants dans le dossier doivent être émis, soit par un organisme extérieur agréé, soit par l'établissement, après validation formelle par un responsable hiérarchique.
Toute note ou feuille manuscrite non identifiée ne peut être intégrée à ce dossier.
Dans chaque chemise, le classement des pièces est réalisé par ordre chronologique.
Les dossiers ne sont consultables par les professionnels que dans l'espace dédié à cet effet.
Seuls les membres de l'équipe pluridisciplinaire assurant directement un mode d'accompagnement de la personne ainsi que les cadres hiérarchiques et techniques de l'établissement ont accès au dossier de la personne accueillie.
Ils peuvent être sortis de ce lieu dans le cadre des réunions des projets personnalisés sous la responsabilité du chef de service.
Aucun dossier ne peut quitter l'établissement.

4.2.11. *La pratique originale ou le témoignage illustratif*

IMPORTANT : ce travail se voulant illustratif, il ne nécessite pas la mobilisation d'une commission et peut être confié à un membre du comité de pilotage.

Rappel :
Le PE/PS, pour éclairer « les outils de pilotage » (comme pour chacune des autres sous parties) :

.1. Présente une initiative, une innovation, une pratique originale déployée par le dispositif dans ce domaine ;

.2. Ou insert un verbatim qui témoigne de la perception d'une partie prenante de l'établissement (personne accueillie, famille, partenaire, professionnel...) sur ce thème.

EXEMPLE D'UNE PRATIQUE ORIGINALE

A chaque réunion de service, il est instauré le quart d'heure de la qualité.
Il s'agit pour le chef de service et le représentant de l'équipe au comité de pilotage de la démarche d'amélioration continue de rendre compte des travaux de ce comité et de requérir l'avis des professionnels sur ces réalisations.
Par ce biais, la démarche qualité s'inscrit, chaque jour un peu plus, dans le fonctionnement normal de l'établissement.

4.2.12. *Les évolutions programmées*

IMPORTANT : les évolutions programmées relèvent de la stratégie et leurs définitions reviennent au comité de pilotage.

Rappel :
Ces évolutions portent sur des actions projetées mais non réalisées ou en cours de mise en œuvre.
Elles sont identifiables à partir de la formalisation du diagnostic (voir partie .4.1.1.).

EXEMPLE D'UNE ACTION

Nous avons entamé une démarche de mise en conformité de l'établissement avec le RGPD. Ce processus doit être finalisé le 31.12. 2022.

4.3. LES INTERACTIONS AVEC L'ENVIRONNEMENT

! La mise en œuvre des outils de pilotage relève, dans la nomenclature SERAFIN PH, des prestations indirectes portant sur :
« Les fonctions gérer, manager, coopérer »

4.3.1. *Les objectifs opérationnels*

IMPORTANT : la définition des objectifs opérationnels et de leurs indicateurs relève du management. Cette mission revient, de facto, au comité de pilotage.

Rappel :
Les objectifs opérationnels visent à la réalisation des objectifs généraux (voir partie .4.1.4.).
Les sources permettant de déterminer les objectifs opérationnels sont, d'une part, la mission et les objectifs généraux identifiés ci-avant et, d'autre part, l'offre de service.

Les objectifs fixés doivent être mesurables et observables et donc évaluables à l'aune d'indicateurs quantitatifs et/ou qualitatifs.

EXEMPLES D'OBJECTIFS OPERATIONNELS ET D'INDICATEURS DEDIES	
Objectifs opérationnels	**Indicateurs**
Disposer d'un panel étendu de partenaires	Evolution du nombre de partenariats actifs
Garantir l'efficience des coopérations	Taux de conventions évaluées annuellement
Participer à l'évolution de l'environnement	Evolution du nombre d'interventions de contributions et d'appui – ressource

4.3.2. *La politique de partenariat*

IMPORTANT : la politique de partenariat, relève, par nature, du comité de pilotage.

Le PE/PS annonce la politique de partenariat mise en œuvre par l'établissement ou le service.
Cette politique fixe, notamment, les types de partenariats recherchés, les motifs de ces choix, le recours à des conventions et les modalités de suivi de ces coopérations.
Il est possible de définir la notion de partenariat de la manière suivante : il s'agit de toute forme de coopération entre un ESMS et d'autres organismes, institutions ou personnes qui permet de mettre en commun des ressources financières, matérielles, intellectuelles ou humaines afin d'atteindre des objectifs identifiés dans une logique gagnant - gagnant.

EXEMPLE DE POLITIQUE DE PARTENARIAT

Pour mieux répondre à l'évolution des besoins des personnes accueillies, notre établissement développe des coopérations avec de nombreux partenaires opérationnels relevant du soin, de la rééducation et de la vie sociale.
Ces partenariats favorisent le déploiement de véritables parcours personnalisés.
Le choix des coopérations repose sur plusieurs critères :

- × Le partenaires propose une approche globale de la personne et partage les mêmes valeurs que notre établissement ;
- × Le partenariat se fonde sur une convention qui en prescrit les règles ;
- × Une évaluation annuelle de l'opérationnalité et de l'impact du partenariat doit faire l'objet, chaque année, d'une séance de travail conjointe ;
- × Une enquête de satisfaction est réalisée tous les deux ans auprès de chaque partenaire et des bénévoles.

Les modifications de nos partenariats sont indexées sur l'évolution des besoins des personnes que nous accompagnons.

4.3.3. *La cartographie des partenariats* *

IMPORTANT : la formalisation des tableaux de partenariats ne justifie pas la mobilisation d'une commission et peut être réalisée par le comité de pilotage.

Le PE/PS présente une cartographie des partenariats du dispositif à travers des tableaux descriptifs par typologie de collaboration. Ainsi, il est possible de distinguer :

.1. Partenaires institutionnels : ARS, MDPH… ;
.2. Partenaires médicaux : hôpitaux… ;
.3. Partenaires en soins psychologiques et rééducation : CMPP, hôpital de jour… ;
.3. Partenaires en matière de scolarité ;
.4. Partenaires de vie sociale : associations proposant des activités sportives et culturelles… ;
.5. Partenaires logistiques ;
.6. Autres partenaires : bénévoles…

Les caractéristiques de chaque partenariat sont mentionnées dans des tableaux dédiés (voir ci dessous).

EXEMPLE D'UN TABLEAU DES PARTENARIATS INSTITUTIONNELS			
Dénomination	**Fonction/ Secteur**	**Nature**	**Convention**
ARS	Financeur	Contractualisation	CPOM
MDPH	Prescripteur	Parcours de l'usager	Lien institutionnel
ASE	Prescripteur	Parcours de l'usager	Lien institutionnel

EXEMPLE D'UN TABLEAU DES PARTENARIATS METIER			
Dénomination	**Fonction/Secteur**	**Nature**	**Convention**
Hôpital	Sanitaire	Urgence	Oui
CMPP	Médico-social	Soins psychologiques	Oui
Hôpital de jour	Médico-social	Soins psychologiques	Oui
Pharmacie	Médicaments	Fourniture de traitements	Oui
Poney club	Equitation	Equithérapie	Oui

EXEMPLE D'UN TABLEAU DES PARTENARIATS LOGISTIQUES			
Dénomination	**Fonction/ Secteur**	**Nature**	**Convention**
ESAT	Médico-social	Entretien espaces verts	Oui
Club de rugby	Transport	Prêt d'un minibus	Oui
CCAS	Logistique	Prêt d'une salle à Noël	Accord oral

EXEMPLE D'UN TABLEAU DE RECENSEMENT DES INTERVENANTS EXTERIEURS		
Catégorie	**Objet**	**Document**
Cinq orthophonistes	Rééducation	Convention par usager
Six bénévoles	Animation d'activité	Convention type
Deux services civiques	Accompagnement	Contrat

4.3.4. *Les modalités de coordination partenariale*

IMPORTANT : ces modalités sont, le plus souvent, établie avec le partenaire par la direction et l'encadrement. Il revient donc au comité de pilotage de les présenter dans le PE/PS.

Le PE/PS mentionne les modalités de la coordination de l'accompagnement croisé et personnalisé de la personne accompagnée.
Les partenariats concernés correspondent aux coopérations métier qui délivrent des prestations directement auprès des personnes accueillies.
Ces modalités de coordination porte sur la diffusion d'informations nécessaires à l'intervention, de transmissions relevant de sa mise en œuvre, d'instances évaluatives partagées et de rencontres permettant de réguler le déploiement de la collaboration.

EXEMPLE DE MODALITES DE COORDINATION ENTRE UNE MECS ET UN CMPP

Notre établissement coordonne l'accompagnement croisé de jeunes qu'il accueille avec le CMPP partenaire, selon trois modalités :

.1. Transmission d'informations, si nécessaire, en amont et en aval de chaque séance ;

.2. Participation du CMPP aux synthèses semestrielles organisées par la MECS ;

.3. Rencontre annuelle des équipes du CMPP et de la MECS dans les locaux de celle-ci.

4.3.5. *Les modes de communication avec l'environnement*

IMPORTANT : la stratégie de communication est une dimension relève à la direction. Sa description dans le PE/PS revient au comité de pilotage.

Le PE/PS mentionne les modes de communication déployés par l'établissement ou le service pour assurer sa visibilité au sein de son environnement.
Cette communication peut prendre des formes diverses en créant ou en participant à des évènements, en utilisant la presse ou les nouvelles technologies de l'information.

EXEMPLE DE PRESENTATION DES MODES DE COMMUNICATION D'UN ETABLISSEMENT
Notre établissement développe une palette élargie de modes de communication en direction de l'extérieur. A travers ces outils, nous visons à promouvoir l'image de notre dispositif et à rendre accessible et lisible sa mission, ses objectifs et son offre de service. Dans cette perspective, nous combinons les supports suivants : .1. Des journées portes ouvertes annuelles ; .2. Un journal mensuel réalisé par l'établissement et diffusé à l'extérieur ; .3. Des articles de presse lors d'évènements ou de projets marquants ; .4. La participation du public accueilli aux manifestations de la ville qui lui sont adaptées ; .5. Notre participation à la journée des associations à travers la tenue d'un stand dédié ; .6. Un site INTERNET régulièrement mis à jour.

4.3.6. *Les contributions à l'évolution de l'environnement*

IMPORTANT : ces contributions et ses appuis - ressources relèvent d'une stratégie globale dont la formalisation revient au comité de pilotage.

Le PE/PS identifie la manière dont l'établissement ou le service, au-delà de son cœur de métier, participe à la transformation de son environnement.
Les contributions de la structure recouvrent différentes formes allant de la participation à des instances extérieures ou à des jurys jusqu'aux actions d'appui-ressources en passant par l'accueil de stagiaires des métiers du médico-social.
Pour déployer des actions, l'établissement ou le service doit être reconnu comme expert dans un ou plusieurs domaines.
Les actions « appui – ressources » consistent, spécifiquement, à mettre à disposition d'autres organismes, des temps de professionnels afin qu'ils délivrent auprès d'eux des actions d'information, de sensibilisation, de formation, de conseil ou de prêt de matériels. Elles sont menées, généralement, par des professionnels de l'établissement ou du service, mandatés par celui-ci, en vue d'apporter une expertise spécifique auprès d'organismes ou d'instances du secteur médico-social pour étayer ou éclairer la réalisation de leurs missions ou de l'une d'entre elles
Les organismes qui bénéficient de ces actions relèvent des administrations des autorités de tarification, des prescripteurs, des collectivités locales, de l'Education Nationale et des dispositifs sociaux et médico-sociaux…
Il est possible de retracer ces contributions aux formes plurielles de la manière suivante :

EXEMPLES DE TYPOLOGIES DE CONTRIBUTIONS
.1. Participer à des instances extérieures : × Instances départementale qui réunit les directeurs relevant d'un secteur donné (exemple : EHPAD) × Instances départementale qui réunit les chefs de service relevant d'un même secteur ; × Commissions des droits et de l'autonomie des personnes handicapées de la MDPH ; × Réunions thématiques de l'ARS ou commissions d'appel à projet ; × Commissions des schémas territoriaux ; × Instances de la démocratie sanitaire : conférence régionale de la santé et de l'autonomie… ; × Jurys d'examen … .2. Participer et/ou organiser des colloques (au niveau de l'Association). .3. Adhérer à une fédération ou à une union nationale (exemple : France Alzheimer). .4. Être reconnu site qualifiant (organisation professionnalisante), accueillant des stagiaires en formation dans les métiers du travail social et médico-social. .5. Délivrer des actions « appui-ressources » …

EXEMPLES D'ACTIONS D'APPUI-RESSOURCES D'UN SESSAD			
Actions	**Bénéficiaires**	**Intervenants**	**Rythme/ durée**
Sensibilisation à l'accompagnement d'enfants handicapés	Professeurs des écoles en primaire	Psychologue du SESSAD	3 interventions annuels
Interventions sur le profil des enfants reçus en SESSAD et les actions qu'il déploie	Etudiants en institut de formation aux métiers du social	Educateur spécialisé	3 jours par an
Conseil sur l'utilisation de méthodes d'apprentissage (exemple : ABA)	Equipes qui accompagnent des enfants autistes	Psychologue	4 fois une journée dans l'année
Information sur les missions d'un SESSAD	Collectivités territoriales	Chef de service	Six séances annuelles

4.3.7. *La pratique originale ou le témoignage illustratif*

IMPORTANT : ce travail se voulant illustratif, il ne nécessite pas la mobilisation d'une commission et peut être confié à un membre du comité de pilotage.

Rappel :
Le PE/PS, pour éclairer « les interactions avec l'environnement » (comme pour chacune des autres sous parties) :

.1. Présente une initiative, une innovation, une pratique originale déployée par le dispositif dans ce domaine ;

.2. Ou insert un verbatim qui témoigne de la perception d'une partie prenante de l'établissement (personne accueillie, famille, partenaire, professionnel…) sur ce thème.

EXEMPLE D'UNE PRATIQUE ORIGINALE

Notre EHPAD a mis en place le dossier médical du Résident accessible à distance pour les médecins traitants et les kinésithérapeutes et organisé à leur destination une formation initiale afin qu'ils s'approprient les modalités de consultation et de renseignement de ce dossier.

4.3.8. *Les évolutions programmées*

IMPORTANT : les évolutions programmées relèvent de la stratégie et leurs définitions reviennent au comité de pilotage.

Rappel :
Ces évolutions portent sur des actions projetées mais non réalisées ou en cours de mise en œuvre.
Elles sont identifiables à partir de la formalisation du diagnostic (voir partie .4.1.1.).

EXEMPLE D'UNE ACTION

Notre MECS se propose, avant fin 2020, de majorer ses supports de communication en produisant un clip de présentation de notre dispositif qui pourra être vu sur le site INTERNET et à l'accueil de l'établissement.

5. LES PRESTATIONS DIRECTES

5.1. L'ACCOMPAGNEMENT EN MATIÈRE DE DROITS

! La mise en œuvre de l'accompagnement en matière de droits relève, dans la nomenclature SERAFIN PH, des prestations directes portant sur :
« La participation sociale »

5.1.1. *Les objectifs opérationnels*

IMPORTANT : la définition des objectifs opérationnels et de leurs indicateurs relève du management. Cette mission revient, de facto, au comité de pilotage.

Rappel :
Les objectifs opérationnels visent à la réalisation des objectifs généraux (voir partie .4.1.4.).
Les sources permettant de déterminer les objectifs opérationnels sont, d'une part, la mission et les objectifs généraux identifiés ci-avant et, d'autre part, l'offre de service.
Les objectifs fixés doivent être mesurables et observables et donc évaluables à l'aune d'indicateurs quantitatifs et/ou qualitatifs.

EXEMPLES D'OBJECTIFS OPERATIONNELS ET D'INDICATEURS DEDIES	
Objectifs opérationnels	**Indicateurs**
Garantir aux personnes accueillies un accompagnement bientraitant	Taux de réclamations et d'évènements indésirables sur ce thème Résultats de l'enquête de satisfaction concernant l'item bientraitance
Assurer aux personnes accueillies l'exercice de leurs droits et l'accès à ceux-ci	Taux de réclamations et d'évènements indésirables sur ce thème Résultats de l'enquête de satisfaction concernant l'item accès et exercice des droits
Prévenir les risques pour les personnes accueillies	Taux de réclamations et d'évènements indésirables sur ce thème Résultats enquête de satisfaction concernant l'item sécurité

5.1.2. *La politique de bientraitance* *

IMPORTANT : la politique de bientraitance relève de la stratégie mais impacte fortement l'opérationnel. Sur ce point, il est souhaitable de confier ce thème à une commission mixte qui associe le comité de pilotage et des représentants de l'équipe pluridisciplinaire mais aussi des personnes accueillies.

Le PE/PS expose la manière dont le dispositif outille de développement de la bientraitance et assure la prévention des actes maltraitants. A ce titre, il évoque la politique fixée, la charte éventuelle qui la soutient et les modalités de la réflexion éthique mise en œuvre par l'établissement ou l'association.

Comme le précise la recommandation de bonnes pratiques professionnelles en date de janvier 2008, la bientraitance relève d'une culture partagée du respect de la personne et de son histoire, de sa dignité et de sa singularité.
La bientraitance s'articule autour des douze valeurs essentielles prescrites par la Loi 2002-2 et rappelées dans le CASF (article L.311-3).

× Le respect de la dignité de la personne accompagnée ;
× Le respect de son intégrité,
× Le respect de son intimité et de sa vie privée,
× Le respect de sa sécurité,
× Le respect de sa liberté de mouvement ;
× Le libre choix des prestations adaptées qui lui sont offertes ;
× Une prise en charge et un accompagnement de qualité et personnalisés ;
× La recherche de son consentement éclairé ;
× La confidentialité des informations le concernant ;
× L'accès à toute information le concernant dans le cadre de son accompagnement ;
× Une information sur ses droits fondamentaux ;
× Sa participation à la conception et à la mise en œuvre de son projet personnalisé.

Elle constitue un modèle, une démarche globale d'accompagnement des personnes accueillies qui répond à leurs besoins et à leurs attentes.
La construction de ces références suppose la mobilisation de l'ensemble des professionnels, du Conseil de Vie Sociale et la participation du public accompagné.
La démarche de bientraitance peut s'adosser à la réflexion éthique préconisée par la recommandation de bonnes pratiques médico-sociales d'octobre 2010 éditée par l'ANESM.

EXEMPLE DE FORMALISATION D'UNE POLITIQUE DE BIENTRAITANCE

Notre EHPAD, en collaboration avec le CVS de l'établissement a élaboré une politique au service de la promotion de la bientraitance et de la prévention des risques de maltraitance.
Ainsi, nous déployons simultanément les douze actions suivantes :

.1. Le processus de recrutement intègre systématiquement la dimension de la bientraitance ;
.2. Chaque salarié bénéficie tous les trois ans d'une formation sur la bientraitance ;
.3. Les professionnels disposent de séances mensuelles d'analyse des pratiques ;
.4. L'enquête de satisfaction annuelle « résidents » propose trois items portant sur la bientraitance ;
.5. Le traitement des réclamations et des évènements indésirables est organisé et systématique ;
.6. Un comité dédié pilote régulièrement une démarche d'amélioration continue et de la qualité ;
.7. Une réflexion éthique est mise en œuvre au niveau associatif ;
.8. Le projet personnalisé, élaboré avec la personne, recense et prend en compte ses attentes, ses habitudes de vie et ses besoins ;
.9. Un document de gestion des risques liés aux vulnérabilités des personnes accueillies est tenu à jour ;
.10. Notre projet d'établissement, notre livret d'accueil et notre règlement de fonctionnement rappellent nos engagements en matière de bientraitance ;
.11. La qualité de vie au travail déployée à l'égard des professionnels est régulièrement améliorée ;
.12. Une charte interne énonce les bonnes pratiques de la bientraitance.

EXEMPLE D'UNE CHARTE DE LA BIENTRAITANCE

Au sein de notre EHPAD, une instance réunissant la direction, des représentants de l'équipe pluridisciplinaire et des représentants des résidents a élaboré une charte de bientraitance qui fixe les principes suivants :

.1. Le respect du résident :
- × Vouvoyer le résident et l'appeler par son patronyme ;
- × S'adresser au résident avec bienveillance et empathie dans le geste comme dans le verbe ;
- × Être à l'écoute du résident en toutes circonstances.

.2. Le respect de son intimité :
- × Demander l'autorisation d'entrer avant d'accéder à l'espace privé du résident ;
- × Indiquer au résident le motif de sa venue ;
- × Eviter de poser au résident des questions personnelles et intrusives.

.3. La gestion de l'information :
- × Ne divulguer aucune information concernant un résident en dehors des instances prévues à cet effet ;
- × Délivrer toute information au résident lui permettant d'être acteur de son projet ;
- × Permettre l'exercice du droit d'accès du résident aux informations qui le concernent.

.4. Le bien-être du résident :
- × N'adopter aucune posture susceptible de mettre en danger son intégrité physique et psychologique ;
- × Evaluer et traiter la douleur ressentie par la personne souffrante ;
- × Accompagner la fin de vie du résident entourer ses proches.

.5. La liberté du résident :
- × Respecter sa liberté de mouvement ;
- × Respecter ses croyances et ses opinions ;
- × Respecter ses choix de vie.

EXEMPLE D'ORGANISATION DE LA REFLEXION ETHIQUE

Notre association a mis en place une organisation afin de conduire la réflexion éthique pour l'ensemble des établissements et services qu'elle gère.
Ainsi, une instance dédiée se réunit trois fois par an au siège de l'association.
Cette instance rassemble les membres suivants :

- × Deux administrateurs ;
- × Un directeur d'établissement ou de service ;
- × Un cadre issu de ces structures ;
- × Une psychologue œuvrant dans ces mêmes dispositifs ;
- × Trois représentants des équipes,
- × Quatre représentants des personnes accueillies membres de CVS.

Elle définit les thèmes devant être traités et établit à la suite des préconisations qui seront étudiées dans le cadre des comités de pilotage de l'amélioration continue en vue de leur déploiement sur le terrain.

5.1.3. *Le document des risques liés aux vulnérabilités des personnes accueillies*

IMPORTANT : ce document est un outil de pilotage qui est habituellement renseigné et traité dans le cadre du comité de pilotage de la démarche d'amélioration continue et de la qualité. Ce comité est légitime pour assurer sa présentation dans ce document qu'il soit distinct ou non du comité de pilotage du PE/PS.

Le PE/PS expose les modalités de prévention des risques liés aux vulnérabilités des personnes accueillies.
Ces risques recouvrent les dangers éventuels, plus ou moins prévisibles, caractérisés par la conjonction de la spécificité d'une situation ou d'une activité et les fragilités des personnes concernées par celles-ci. Ainsi, les chaleurs importantes ne

constituent pas pour un individu jeune un danger potentiel alors qu'auprès d'une personne âgée dépendante, un épisode de canicule entraîne des risques majorés.
Il s'agit donc de risques qui mettent en danger, directement ou indirectement, la santé physique et psychologique de la personne accueillie, sa liberté ou son bien-être, au regard des caractéristiques de son environnement interne et externe et de ses modalités d'accompagnement.
La première étape d'élaboration de ce document consiste à cartographier ces risques sachant qu'ils varient selon le public concerné et la configuration du dispositif d'accueil.
A titre d'exemple, une liste de dangers appelée « facteurs de risque et de protection » est disponible dans l'annexe 1 du volet 2 de la recommandation de bonnes pratiques dénommée « comportements problèmes » et éditée par l'ANESM en décembre 2016.
Ensuite, il s'agit d'évaluer ces risques et les protections existantes pour prévoir d'éventuelles mesures d'amélioration.
Il convient de présenter, dans le PE/PS, ce document de prévention des risques liés aux vulnérabilités des personnes accueillies de manière synthétique afin de rendre visible la méthode utilisée.

EXEMPLE DE DOCUMENT DE PREVENTION DES RISQUES LIES AUX VULNERABILITES DES PERSONNES ACCUEILLIES

Rythme de révision du document : tous les deux ans.
Instance chargée de son suivi : comité de pilotage de la démarche d'amélioration continue et de la qualité.
Mode de cotation des risques : le niveau de gravité est multiplié par le degré d'exposition afin de déterminer la criticité puis un indice de prévention pondère le résultat obtenu d'évaluer la dangerosité réelle du risque concerné.

Données permettant une cotation objective de la dangerosité du risque :

.1. L'expertise des membres du comité de pilotage sur les risques observés dans le cadre de l'exercice de leurs missions ;

.2. L'analyse des réclamations et des évènements indésirables ;

.3. Les mesures préventives existantes éprouvées.

En cas de risques dotés d'une dangerosité avérée, des mesures supplémentaires sont projetées et insérées dans le plan d'action du dispositif.

Exemple de cartographie des risques par domaine :

Pilotage : manque d'équipements, gestion budgétaire dégradée, manque de partenariats…

Soins : risques allergiques, iatrogéniques, refus de soins, risque infectieux, déshydratation…

Accompagnement : maltraitance, atteinte aux libertés, surprotection…

Facteurs personnels : addiction, dépression, douleurs…

Relations avec les pairs : agression, rejet, isolement, décès d'un pair…

Gestion des Ressources Humaines : absentéisme, rotation du personnel, conflits…

Fonction support : chaleur, bruit, légionellose, intoxications alimentaires, transports…

Environnement externe : coupure d'eau, d'électricité, inondations, intrusions…

5.1.4. *L'accès de la personne accueillie à son dossier*

IMPORTANT : cette section décrit la manière dont le dispositif répond à une dimension réglementaire. Le comité de pilotage du PE/PS est, à nouveau, pertinent pour présenter les pratiques en vigueur sur ce sujet.

Le PE/PS énonce les modalités d'accès de la personne accueillie ou de son représentant légal à son dossier.
Ce droit d'accès est prescrit par la réglementation.
Ces modalités recouvrent la formulation de la demande, la réponse apportée et l'organisation de la consultation du dossier.

EXEMPLE DE PROCESSUS D'ACCES D'UNE PERSONNE ACCUEILLIE A SON DOSSIER

Le processus d'accès se décline de la manière suivante :

× Comme il est noté sur le livret d'accueil de l'établissement, la personne ou son représentant légal adresse une lettre type de demande de consultation de son dossier renseignée et signée par ses soins dont des exemplaires sont disponibles à l'accueil de la structure ;

× La direction émet une réponse en proposant des dates et des heures de rendez-vous au sein de l'établissement en précisant :

.1. Que la personne peut être accompagnée d'une personne de son choix ;

.2. Que la personne a la possibilité de proposer d'autres dates de consultation au regard de ses disponibilités ;

.3. Que la consultation sera accompagnée par une psychologue ;

.4. Que si des explications sont souhaitées sur le contenu et /ou la nature de certaines pièces, un cadre sera disponible pour apporter les éclaircissements nécessaires ;

.5. Que le dossier ne peut sortir de l'établissement ;

.6. Que le secrétariat de l'établissement délivrera les copies des documents éventuellement souhaités…

5.1.5. *Le droit à l'image et le partage d'information*

IMPORTANT : la dimension juridique de cette thématique pourra être traité utilement par le comité de pilotage du PE/PS.

Le PE/PS indique les dispositions prises par l'établissement pour respecter le droit à l'image de la personne accompagnée et les règles du partage d'information.
Il est possible, à ce titre, de produire les attestations correspondantes proposées à sa signature.
Le droit à l'image est encadré par l'article 9 du code civil et les articles 226-1-2° et 227.23 du code pénal.
Les règles du partage d'information dans le secteur médico-social relèvent des articles D 1110-1 à D 1110-3-4 du code de la santé.

EXEMPLE D'ATTESTATION DE DROIT A L'IMAGE

Dans le cadre de ses activités, l'ITEP X peut être conduit à produire, sur ces supports de communication (documents obligatoires, plaquettes, journal interne) des photos de personnes accueillies.

A cet effet, nous sollicitons votre accord à cette diffusion :

.1. Personne majeure : Je soussigné (e)…
☐ Autorise l'ITEP X à utiliser mon image dans le cadre exclusif de ses activités.
☐ N'autorise pas l'ITEP X à utiliser mon image dans le cadre exclusif de ses activités.

.2. Personne mineure : Je soussigné (e) représentant légal de :
☐ Autorise l'ITEP X à utiliser son image dans le cadre exclusif de ses activités.
☐ N'autorise pas l'ITEP X à utiliser son image dans le cadre exclusif de ses activités.

Signature :

EXEMPLE D'ATTESTATION SUR LE PARTAGE D'INFORMATION

Dans la cadre de votre accompagnement médico-social, des informations vous concernant seront partagées :

.1. Au sein de l'établissement, par les membres de l'équipe pluridisciplinaire participant directement à votre accompagnement (voir l'organigramme présenté dans le livret d'accueil) ;

.2. Avec les professionnels extérieurs, spécifiés sur votre projet personnalisé et qui participent directement à votre prise en charge.

Ce partage ne portera que sur les seules informations strictement nécessaires à la continuité de votre suivi médico-social et dans le seul cadre des missions allouées à ces professionnels.

A cet effet, nous sollicitons votre accord pour exercer ce partage d'information :

.1. Personne majeure : Je soussigné (e)...

☐ Autorise le partage des informations me concernant selon les modalités fixées ci-dessus ;

☐ N'autorise pas le partage des informations me concernant.

.2. Personne mineure : Je soussigné (e) représentant légal de :

☐ Autorise le partage des informations le/la concernant, selon les modalités fixées ci-dessus ;

☐ N'autorise pas le partage des informations le/la concernant.

Signature :

5.1.6. *Les outils de la Loi 2002.2*

IMPORTANT : ce thème portant sur des références réglementaires, le comité de pilotage du PE/PS est habilité à le traiter dans le cadre du PE/PS.

Le PE/PS rend compte de la conformité de l'établissement ou du service avec les textes qui régissent les outils obligatoires prescrits par la Loi 2002.2.
Cette formalisation peut se traduire par la production d'un tableau comme le montre l'exemple ci-dessous.

EXEMPLE DE TABLEAU DES OUTILS LOI 2002-2		
OUTIL DE LA LOI 2002-2	**DATE OU RYTHME DE REVISION**	**AFFICHAGE A L'ACCUEIL DE L'ETABLISSEMENT**
PE/PS		
Livret d'accueil		
Charte nationale		Oui-non
Règlement de fonctionnement		Oui-non
Contrat de séjour/DIPC		
Liste des personnes qualifiées		Oui-non
Dernier rapport évaluation interne		
Dernier rapport évaluation externe		
Projet personnalisé		

5.1.7. *La participation de la personne ou de son représentant légal* *

> **IMPORTANT :** si ces modalités de participation de la personne sont, pour une part, réglementées, celles-ci peuvent prendre d'autre formes qui nécessitent la prise en compte de l'expertise des professionnels. Il convient, donc, pour ce thème d'engager une réflexion partagée qui associe le comité de pilotage et des représentants de l'équipe pluridisciplinaire dans le cadre d'une commission mixte.

Le PE/PS définit les modalités de participation de la personne accompagnée, déployées par l'établissement ou le service.
L'exemple développé ci-dessous présente les caractéristiques du CVS et/ou des autres formes de participation et d'expression.
Les autres formes de participation peuvent prendre des formes diverses :

- × L'enquête de satisfaction auprès des personnes accueillies ou de leur représentant légal ;
- × Les groupes d'expression libres ;
- × Les groupes d'expression sur des thématiques ou sur des projets ;
- × La commission « menu » ;
- × La commission de vie sociale ;
- × L'instance éthique ;
- × La boîte à idée…

EXEMPLE DE PRESENTATION DES MODALITES DE PARTICIPATION DE LA PERSONNE ACCUEILLIE

Le CVS de notre EHPAD est composé de trois représentants des résidents, de deux représentants des familles, d'un représentant des professionnels et de trois représentants de la direction.
Le CVS, en fonction des thèmes abordés peut inviter toute autre personne.
Il se réunit trois fois par an et dispose d'un règlement intérieur.
Il aborde l'ensemble des sujets qui entrent dans ses compétences et les requêtes exprimées donnent lieu à des réponses systématiques de la part de la direction soit, sans délai, soit à échéance du CVS suivant.
L'équipe de vie sociale organise, en amont de chaque CVS, une réunion de préparation et, en aval de chaque CVS, une réunion de restitution.
En complément, notre établissement organise une commission « menu » tous les deux mois, une commission « animation » tous les trimestres et réalise une enquête de satisfaction annuelle à destination des personnes accueillies et de leur famille…

5.1.8. *L'association des familles et des aidants et le soutien proposé* *

IMPORTANT : cette thématique couvre des aspects stratégiques, techniques et opérationnels.
Pour la traiter, Il convient d'engager une réflexion partagée qui associe, dans le cadre d'une commission mixte, le comité de pilotage et des représentants de l'équipe pluridisciplinaire.

Le PE/PS décrit et motive la manière dont le dispositif associe les familles (les représentants légaux) et les aidants à l'accompagnement de la personne et leur apporte un soutien.

Cette collaboration passe par différentes actions :

- × Transmettre aux familles et aux représentants légaux le niveau d'implication de ces derniers, proposé par l'établissement dans le cadre de l'accompagnement de la personne accueillie ;
- × Requérir auprès des représentants légaux les accords nécrssaires en matière de soins, notamment ;
- × Intéresser les familles à l'accompagnement de leur enfant ou de leur parent ;
- × Informer les représentants légaux des évènements qui marquent l'accompagnement de la personne ;
- × Organiser le lien parents/enfant au sein de l'établissement en protection de l'enfance ;
- × Identifier la disponibilité de l'équipe de direction à l'égard des représentants légaux ;
- × Mettre en œuvre des réunions des familles régulières ;
- × Assurer un soutien aux aidants familiaux...

EXEMPLE D'UNE ORGANISATION DES LIENS FAMILIAUX DANS UN FOYER DE L'ENFANCE

Dès l'admission de l'enfant, un calendrier de visite et d'hébergement est élaboré avec l'autorité parentale au regard des décisions de justice.
Ces visites, d'une durée d'une heure, se déroulent dans les locaux d'un service uniquement consacré à cette mission et comprenant une psychologue et quatre éducateurs spécialisés. Trois types de visites sont possibles selon les prescriptions du juge des enfants ou de l'Aide Sociale à l'Enfance :

.1. Les visites libres qui ne sont encadrées par aucun professionnel mais les éducateurs présents à proximité peuvent intervenir à tout moment pour assurer la sécurité de l'enfant ;
.2 Les visites accompagnées qui se déroulent en présence d'un travailleur social ;
.3. Les visites médiatisées par la psychologue.

Les parents se rendent directement sur le service où se déroulent les visites, leur enfant arrivant de son unité de vie en compagnie d'un professionnel du service « liens parents – enfants ».
Ce mode de fonctionnement permet de sécuriser les liens, de les inscrire dans un lieu adapté et de doter cette prestation d'une équipe spécifiquement dédiée à cette mission.

EXEMPLE D'UNE FORMALISATION DES MODALITES D'ASSOCIATION DES FAMILLES ET DES REPRESENTANTS LEGAUX

Nous nous engageons vis-à-vis des familles et des représentants légaux :

- A respecter les attributs de l'autorité parentale et à requérir les autorisations nécessaires ;
- A les informer des évènements qui marquent l'accompagnement de la personne ;
- A répondre à leurs demandes de rendez-vous et à organiser des réunions des familles chaque semestre ;
- A proposer aux familles des entretiens de soutien psychologiques et/ou d'aide à la parentalité et à assurer un soutien aux aidants familiaux…

5.1.9. *L'accompagnement à l'ouverture des droits, à la citoyenneté et pair-aidance* *

IMPORTANT : cette thématique couvre des dimensions multiples techniques, juridiques et opérationnelles qui justifie le recours à une commission mixte.

Le PE/PS décrit les modalités d'accompagnement permettant à la personne accueillie d'user pleinement de ses droits de citoyen. Il s'agit, d'abord, d'identifier la manière dont l'établissement permet à la personne accueillie de s'approprier les contenus du livret d'accueil, du règlement de fonctionnement et du contrat de

séjour afin qu'elle soit en capacité de s'engager dans son projet et de participer à sa mise en œuvre de manière éclairée.
Ensuite, il convient de développer les modes d'accompagnement permettant à cette personne d'accéder aux prestations sociales et de droit commun qui la concernent ainsi qu'aux possibilités de recours.
De plus, le PE/PS mentionne les modalités d'accompagnement favorisant chez cette personne l'usage de son droit de vote, son intégration dans un conseil d'administration d'une association ou l'exercice, si elle le souhaite, de mandats électoraux ou de missions de représentation de ses pairs.
Enfin, ce document évoque la manière dont elle peut être accompagnée afin d'apporter une aide à ses pairs. Celle-ci, appelée aussi pair-aidance, trouve son origine dans le fait avéré que le partage d'un même vécu et du dépassement de difficultés de même nature constituent les vecteurs d'une relation d'aide entre personnes accueillies.

EXEMPLE DE DISPOSITIONS PRISES POUR FAVORISER, CHEZ L'USAGER, L'APPROPRIATION DES DOCUMENTS SOUMIS

Les trois documents que sont le livret d'accueil, le règlement de fonctionnement et le contrat de séjour sont traduits en FALC (Méthode Facile à Lire et Facile à Comprendre) afin que la personne comprenne leur contenu…

LISTE DES DOMAINES DE PRESTATIONS SOCIALES

- La maternité et la famille ;
- La santé : maladie, accidents du travail, invalidité et maladies professionnelles ;
- L'accès au logement, l'exclusion sociale et la perte d'emploi ;
- La pauvreté et la vieillesse ;

DISPOSITIONS PRISES POUR L'EXERCICE DU DROIT DE VOTE

▪ Les modalités d''information des personnes accueillies sur les élections ;
▪ Les accompagnements éventuels jusqu'au bureau de vote ;
▪ L'installation éventuelle d'un bureau de vote au sein de l'établissement en partenariat avec les services de la ville…

EXEMPLE D'AIDES DEPLOYEES DANS LE CADRE DE LA PAIR-AIDANCE

▪ Favoriser l'adaptation d'une nouvelle personne dans une structure d'accueil ;
▪ Traiter des thématiques sensibles comme la vie affective et sexuelle des personnes accueillies ;
▪ Etablir une médiation entre les usagers et les professionnels…

5.1.10. *La pratique originale ou le témoignage illustratif*

IMPORTANT : ce travail se voulant illustratif, il ne nécessite pas la mobilisation d'une commission et peut être confié à un membre du comité de pilotage.

Rappel :
Le PE/PS, pour éclairer « l'accompagnement en matière de droits » (comme pour chacune des autres sous parties) :

.1. Présente une initiative, une innovation, une pratique originale déployée par le dispositif dans ce domaine ;
.2. Ou insert un verbatim qui témoigne de la perception d'une partie prenante de l'établissement (personne accueillie, famille, partenaire, professionnel…) sur ce thème.

EXEMPLE DE PRATIQUE ORIGINALE

Notre IME organise pour les personnes accompagnées, lors de la première semaine suivant leur accueil, un atelier intitulé « S'approprier le contrat de séjour » Cet atelier s'étale sur trois séances. Il est animé par un éducateur spécialisé et un psychologue. Dans ce cadre, il s'agit de s'assurer que chaque personne nouvellement accueillie disposera d'une compréhension suffisante du document avant de le signer ou non. Lors de cet atelier, le lien entre le contrat de séjour et le projet personnalisé est décrypté et les modalités de mise en œuvre de ce dernier sont développées.

5.1.11. *Les évolutions programmées*

IMPORTANT : les évolutions programmées relèvent de la stratégie et leurs définitions reviennent au comité de pilotage.

Rappel :
Ces évolutions portent sur des actions projetées mais non réalisées ou en cours de mise en œuvre.
Elles sont identifiables à partir de la formalisation du diagnostic (voir partie .4.1.1.).

EXEMPLE D'UNE ACTION

Au sein de notre MECS, nous souhaitons, au-delà de la nécessaire protection des enfants accueillis, accompagner leur famille dans le cadre de la parentalité afin de favoriser un retour de l'enfant dans son milieu ordinaire de vie. A ce titre, nous avons pour objectif de créer un atelier « aide à la parentalité », avant le 31.12. 2022.

5.2. LA PERSONNALISATION DE L'ACCOMPAGNEMENT

> ! La mise en œuvre de la personnalisation de l'accompagnement relève, dans la nomenclature SERAFIN PH, des prestations directes portant sur :
> « La participation sociale »

5.2.1. *Les objectifs opérationnels*

> **IMPORTANT :** la définition des objectifs opérationnels et de leurs indicateurs relève du management. Cette mission revient, de facto, au comité de pilotage.

Rappel :
Les objectifs opérationnels visent à la réalisation des objectifs généraux (voir partie .4.1.4.).
Les sources permettant de déterminer les objectifs opérationnels sont, d'une part, la mission et les objectifs généraux identifiés ci-avant et, d'autre part, l'offre de service.
Les objectifs fixés doivent être mesurables et observables et donc évaluables à l'aune d'indicateurs quantitatifs et/ou qualitatifs.

EXEMPLES D'OBJECTIFS OPERATIONNELS ET D'INDICATEURS DEDIES	
Objectifs opérationnels	**Indicateurs**
Maîtriser et personnaliser les processus d'admission et de sortie	Taux de réclamations et d'évènements indésirables portant sur ces processus Résultat de l'enquête de satisfaction sur les items admission et sortie
Assurer l'élaboration et la révision annuelle des projets personnalisés	Taux de projets personnalisés élaborés et revus annuellement Résultat de l'enquête de satisfaction sur l'item projet personnalisé
A travers la personnalisation des parcours, répondre aux attentes des personnes	Résultat de l'enquête de satisfaction sur l'item projet personnalisé
A travers par le biais d'un accompagnement personnalisé, répondre aux besoins des personnes (voir la nomenclature des besoins de SERAFIN PH)	Taux de besoins résorbés chez les personnes accueillies

5.2.2. *Le processus d'admission* *

IMPORTANT : l'admission est un processus structurant et complexe qui doit faire l'objet d'une procédure dédiée. De facto, le comité de pilotage de la DACQ est convié à élaborer cette procédure si elle n'existe pas puis à en présenter les grandes étapes dans le PE/PS.

Le PE/PS décline les étapes importantes du processus d'admission, de la réception de la demande initiale à la signature du contrat de séjour.

Il est souhaitable de produire la procédure d'admission complète dans les annexes du PE/PS.

Les paramètres essentiels du processus d'admission portent sur :

- × Les modalités de traitement de la demande ;
- × La visite de l'établissement et les entretiens de préadmission ;
- × La remise et l'explication du livret d'accueil et du règlement de fonctionnement ;
- × La réception de la notification MDPH ou la prescription de l'Aide Sociale à l'enfance ;
- × La commission d'admission ;
- × Les modes de gestion de la liste d'attente ;
- × L'accueil de la personne et la signature du contrat de séjour.

EXEMPLE D'UNE PROCEDURE D'ADMISSION EN FOYER DE VIE

Après réception du dossier complété et de la notification MDPH, la commission d'admission décide de la poursuite ou non de la procédure.

A la suite, la personne est invitée pour une visite de l'établissement et un entretien avec des membres de l'équipe médico-sociale.

A l'issue de cette rencontre, la commission dédiée valide ou non la demande d'admission.

En cas de validation, la candidature est intégrée par ordre chronologique sur la liste d'attente.

Dès qu'une place se libère, l'accueil de la personne est programmé.

En amont de cet accueil, les documents obligatoires (livret d'accueil, règlement de fonctionnement, charte des droits et libertés et contrat de séjour) sont remis et expliqués à la personne

5.2.3. *Le projet d'accompagnement personnalisé* *

> **IMPORTANT :** la mise en œuvre du projet personnalisé d'accompagnement est un processus structurant et complexe qui doit faire l'objet d'une procédure dédiée. De facto, le comité de pilotage de la DACQ est convié à élaborer cette procédure si elle n'existe pas puis à en présenter les grandes étapes dans le PE/PS.

Le PE/PS indique les modalités d'élaboration, de mise en œuvre et de révision du projet personnalisé d'accompagnement (PAP). Le processus du PAP commence après la dernière étape du processus d'admission (signature du contrat de séjour) et s'arrête au moment où la décision de sortie de la personne est actée par toutes les parties prenantes.

Ainsi le PE/PS détaille, notamment les points suivants :

- × Le mode de désignation du référent ou du coordonnateur de projet et leurs missions ;
- × Les modalités de recueil des attentes de la personne et d'identification de ses besoins ;
- × Les modalités de co-construction du PAP avec la personne ou son représentant légal ;
- × Les modalités de coordination du déploiement du PAP ;
- × Les modalités d'évaluation du degré de réalisation des actions projetées (effectivité) ;
- × Les outils utilisés pour évaluer les effets produits par le PAP sur la personne (impact) ;
- × Les modalités et rythmes des révisions du projet d'accompagnement personnalisé …

EXEMPLE DE DESCRIPTION SYNTHETIQUE DU PROCESSUS DE MISE EN ŒUVRE DU PROJET D'ACCOMPAGNEMENT PERSONNALISE

Le chef de service établit le calendrier d'élaboration du PAP et nomme un référent ;
Le référent recueille les informations nécessaires concernant la personne ;
Le référent recueille les attentes de la personne ;
L'équipe pluridisciplinaire établit la liste des besoins de la personne, notamment à partir d'une grille d'observation des compétences sociales ;
Lors d'une réunion PAP, l'équipe pluridisciplinaire élabore le document avec la personne ;
Le référent informe les partenaires externes concernés du contenu du PAP qui les concerne ;
Le référent coordonne, auprès des équipes internes et des partenaires, la réalisation des actions ;
A six mois, l'équipe pluridisciplinaire effectue un point d'étape sur la mise en œuvre du PAP ;
Chaque année le PAP est évalué et révisé avec la personne, notamment à partir d'une grille d'observation des compétences sociales.
Un bilan écrit sur l'évolution de la personne précède chaque révision du PAP.

5.2.4. *Le processus de sortie ou de fin de vie* *

IMPORTANT : la sortie définitive de la structure comme l'accompagnement de fin de vie sont des processus structurants et complexes qui doivent faire l'objet d'une procédure dédiée. De facto, le comité de pilotage de la DACQ est convié à élaborer ces procédures si elles n'existent pas puis à en présenter les grandes étapes dans le PE/PS.

Le PE/PS établit les principes qui régissent la sortie définitive d'une personne accueillie et/ou l'accompagnement de fin de vie.

Les paramètres essentiels du processus de sortie portent sur :

× Les modes de décision qui conduisent à cette sortie dont le mode de participation de la personne à cette démarche ;

× La transcription, sur le projet personnalisé, des caractéristiques de l'orientation fixée et son argumentation au regard des attentes et des besoins de la personne ;

× L'information de la MDPH ;

× La transmission des informations strictement nécessaires au dispositif aval après accord de leur diffusion délivré par la personne ou par son représentant légal ;

× La visite éventuelle du nouveau dispositif d'accueil ou d'accompagnement ;

× La remise à la personne des documents et objets lui appartenant ;

× La mise en place d'une fête de départ…

Les paramètres essentiels de l'accompagnement de fin de vie portent sur :

× La mise en œuvre de soins palliatifs ;

× Les partenaires sollicités et la nature de leur intervention ;

× L'association de la famille à cette fin de vie et le soutien qui lui est apporté ;

× Les dispositions post décès : livre du souvenir, information des pairs, soutien des équipes, durée de mise à disposition de la chambre de la personne décédée à la famille…

EXEMPLE D'UN PROCESSUS DE SORTIE EN FOYER D'ACCUEIL D'URGENCE RECEVANT DES JEUNES DE L'AIDE SOCIALE A L'ENFANCE

Recevoir la main levée de placement prononcée par le Parquet ou par le juge des enfants ou, encore, le document de fin de mesure administrative émanant de l'ASE.
Rassembler les documents, objets, effets appartenant au jeune sortant.
Remettre le jeune à l'autorité parentale (après contrôle des cartes d'identité ou livret de famille) ou à un professionnel habilité (contrôle du document le missionnant pour prendre en charge l'enfant).
Faire signer à l'autorité parentale ou au professionnel une attestation de remise.
Classer la main levée ou le document de fin de mesure administrative et l'attestation de remise dans le dossier du jeune.

EXEMPLE D'UN PROCESSUS D'ACCOMPAGNEMENT DE FIN DE VIE EN EHPAD

Une décision de mise en œuvre de soins palliatifs est prise par l'équipe pluridisciplinaire formée à cet accompagnement ;
Un chariot de fin de vie à visée sensoriel (lampe de luminothérapie, boite à senteurs, diffuseur d'huiles essentielles et de massage, lecteur CD...) est utilisé dans ce cadre afin de procurer confort et détente au résident ;
Les toilettes sont réalisées par deux agents simultanément et celles-ci peuvent être décalées selon les besoins du résident ;
Une prise en charge de la douleur et la prévention des escarres sont déployées ;
L'EHPAD dispose de partenariats avec le SAMU et HAD pour, notamment, mieux accompagner la fin de vie ;
La famille est associée à chaque étape et bénéficient d'un soutien psychologique ;
Si elle le demande, un membre de la famille peut dormir auprès du résident ;

Le souhait de bénéficier ou non d'une hospitalisation est respecté ;
Après le décès sont organisés :

- × Les démarches administratives liées au décès ;
- × La mise à disposition d'un livre du souvenir ;
- × Une information du décès aux résidents connaissant le défunt, réalisée par la psychologue ;
- × Un temps du souvenir pour les pairs et les salariés proches de la personne décédée ;
- × Un accompagnement selon les besoins, par la psychologue, des pairs, des salariés et de la famille ;
- × La possibilité pour la famille de disposer d'un accès libre à la chambre de la personne durant une semaine avec maintien du nom du résident sur la porte durant cette période.

5.2.5. *Le suivi ultérieur des personnes sortantes*

IMPORTANT : la modélisation de cette prestation métier, dans le PE/PS, nécessite le recours à l'expertise des professionnels qui sont chargés de sa mise en œuvre, dans le cadre d'une commission dédiée.

Le PE/PS annonce les dispositions prises par l'établissement ou le service pour assurer ce suivi et les règles qui le régissent.
A ce titre, les articles du CASF D312-18 et D312-161-3 et suivants encadrent ce type de suivi.
Celui-ci concerne les établissements suivants :

- × Structures d'accueil d'enfants ou d'adolescents présentant des déficiences intellectuelles ;
- × Unités d'évaluation, de réentraînement et d'orientation sociale et socio-professionnelle pour personnes cérébrolésées.

L'objectif de ce suivi est d'accompagner l'insertion sociale et professionnelle du jeune ou de la personne après sa sortie du dispositif sur une période minimale de trois ans.

Dans ce sens, le PE/PS doit préciser les éléments suivants :

× La durée de cet accompagnement éventuel

× La manière dont la demande est formulée et évaluée

× les modes d'accompagnement proposés et les Ressources Humaines mobilisées.

EXEMPLE DE DESCRIPTION DES MODALITES DE SUIVI ULTERIEUR D'UN JEUNE SORTI D'UN IME

Le suivi après la sortie

L'objectif principal est de contribuer à la réalisation du projet de vie socioprofessionnelle par une intervention adaptée en favorisant l'autonomie de la personne, en l'orientant vers les partenaires adéquats afin qu'il puisse solliciter l'ensemble des services de droit commun dont les compétences couvrent l'accès au logement, la poursuite des études, la recherche d'un emploi et l'accès à la formation …

Une Conseillère en Economie Sociale et Familiale est spécifiquement chargée du suivi à la sortie des jeunes.

L'intervention a lieu à la demande du jeune, de son représentant légal ou d'un partenaire extérieur (ESAT, assistante sociale, Mission Locale…).

5.2.6. *La coordination renforcée* *

IMPORTANT : le traitement de la coordination renforcée dans le PE/PS relève du comité de pilotage puisqu'elle suppose le recours à des coopérations multiples. Ce comité de pilotage peut inviter le ou les coordonnateur (s) de parcours dont le dispositif serait doté.

Le PE/PS indique les modalités de participation éventuelle à un processus de coordination renforcée.

Comme il est observé dans la nomenclature des prestations de SERAFIN PH, la coordination renforcée pour la cohérence du parcours s'impose ou prend le relais de la coordination usuelle mise en œuvre par les professionnels accompagnant des

personnes en situation de handicap, lorsque cette dernière ne constitue plus une réponse suffisante.
La coordination renforcée est mobilisée au motif de la complexité de la situation de la personne concernée et du recours nécessaire à des domaines de prestations pluriels délivrés par des partenaires multiples relavant de secteurs différents.
Enfin, la coordination renforcée mobilise les ressources du territoire mais aussi la mise en œuvre de propositions innovantes.
La participation de l'établissement ou du service à un projet de coordination renforcée peut porter les éléments suivants :

LISTE D'ELEMENTS A DEVELOPPER DANS LE PE/PS RELATIFS A LA COORDINATION DE PARCOURS RENFORCEE
L'intervention de l'établissement dans le cadre d'un plan d'accompagnement global (PAG) ; La disponibilité, dans le cadre des professionnels de l'établissement, de coordonnateurs de parcours au titre du PAG ; La participation du dispositif aux Groupes Opérationnels de Synthèse (GOS) en charge d'élaborer ou de modifier un PAG ; La participation de la structure à une Réponse Accompagnée Pour Tous (RAPT) ; Et tout autre mode de contribution à un processus de coordination renforcée.

5.2.7. *Le traitement des requêtes des personnes accueillies et des familles*

IMPORTANT : les informations permettant le traitement de ce thème sont maîtrisées par les membres du comité de pilotage du PE/PS.

Le PE/PS définit les moyens mis en œuvre par l'établissement ou le service pour répondre, de manière personnalisée, aux requêtes formulées en urgence ou non, par les personnes accueillies et leur famille.

Ces requêtes peuvent être émises par téléphone, par mail, par courrier ou physiquement.

LISTE D'ELEMENTS A DEVELOPPER DANS LE PE/PS SUR CE THEME
Indiquer les jours et les heures d'ouverture du secrétariat. Indiquer l'existence d'un répondeur ou la prise de relais des communications téléphoniques par les équipes en service en de hors des heures de bureau. Indiquer un délai de réponse aux demandes formulées par courrier. Indiquer si les personnes accueillies et/ou les familles peuvent joindre les professionnels par mail…

5.2.8. *La pratique originale ou le témoignage illustratif*

IMPORTANT : ce travail se voulant illustratif, il ne nécessite pas la mobilisation d'une commission et peut être confié à un membre du comité de pilotage.

Rappel :
Le PE/PS, pour éclairer « la personnalisation de l'accompagnement » (comme pour chacune des autres sous parties) :

.1. Présente une initiative, une innovation, une pratique originale déployée par le dispositif dans ce domaine ;

.2. Ou insert un verbatim qui témoigne de la perception d'une partie prenante de l'établissement (personne accueillie, famille, partenaire, professionnel…) sur ce thème.

EXEMPLE D'UNE PRATIQUE ORIGINALE

Dans le cadre de notre procédure d'admission et lors de la remise du livret d'accueil et du règlement de fonctionnement, une vidéo de 5 minutes est proposée à la personne accueillie et à sa famille.
Ce clip illustre le contenu de ces documents à travers des scènes de vie quotidienne jouées par des personnes accompagnées et des professionnels.
L'objectif est de permettre aux bénéficiaires de l'établissement de s'approprier, concrètement, le livret d'accueil et le règlement de fonctionnement dont la fonction est de renforcer les droits de la personne.

5.2.9. *Les évolutions programmées*

IMPORTANT : les évolutions programmées relèvent de la stratégie et leurs définitions reviennent au comité de pilotage.

Rappel :
Ces évolutions portent sur des actions projetées mais non réalisées ou en cours de mise en œuvre.
Elles sont identifiables à partir de la formalisation du diagnostic (voir partie .4.1.1.).

EXEMPLE D'UNE ACTION

Notre SESSAD se propose d'élaborer une grille de suivi des besoins des personnes accompagnées, au regard de la nomenclature SERAFIN PH afin de piloter les projets d'accompagnement personnalisés.

5.3. L'ACCOMPAGNEMENT EN MATIÈRE DE VIE QUOTIDIENNE, DE LOGEMENT ET DE RELATIONS AVEC AUTRUI

! L'accompagnement en matière de vie quotidienne, de logement et de relations avec autrui relève, dans la nomenclature SERAFIN PH, des prestations directes portant sur : « L'autonomie et la participation sociale »

5.3.1. *Les objectifs opérationnels*

IMPORTANT : la définition des objectifs opérationnels et de leurs indicateurs relève du management. Cette mission revient, de facto, au comité de pilotage.

Rappel :
Les objectifs opérationnels visent à la réalisation des objectifs généraux (voir partie .4.1.4.).
Les sources permettant de déterminer les objectifs opérationnels sont, d'une part, la mission et les objectifs généraux identifiés ci-avant et, d'autre part, l'offre de service.
Les objectifs fixés doivent être mesurables et observables et donc évaluables à l'aune d'indicateurs quantitatifs et/ou qualitatifs.

EXEMPLES D'OBJECTIFS OPERATIONNELS ET D'INDICATEURS DEDIES	
Objectifs opérationnels	**Indicateurs**
Développer les compétences de la personne en matière de vie quotidienne et de sécurité	Évaluation consolidée de l'impact des PAP prenant en compte ce type de besoins
Accompagner la personne pour accéder à un logement et l'équiper	Taux de personnes ayant accéder à un logement équipé sur le nombre de démarches engagées
Répondre aux besoins de la personne en matière de relation avec ses proches et avec autrui	Evaluation consolidée de l'impact des PAP prenant en compte ce type de besoins

5.3.2. *L'accompagnement aux actes de vie quotidienne et à la sécurité* *

IMPORTANT : la modélisation de cette prestation métier, dans le PE/PS, nécessite le recours à l'expertise des professionnels qui sont chargés de sa mise en œuvre, dans le cadre d'une commission dédiée.

Le PE/PS décrit les modalités d'accompagnement à la vie quotidienne et à la gestion de la sécurité mises en œuvre au sein de l'établissement ou du service.
Ce document évoque, aussi, le recours éventuel à des espaces « calme -retrait et d'apaisement » (voir la recommandation de bonnes pratiques professionnelles du même nom produite par l'ANESM en janvier 2017).

Pour assurer la cohérence du PE/PS, nous avons regroupé en une seule partie les thématiques de l'accompagnement proposées par SERAFIN PH portant sur :

- Les actes de vie quotidienne ;
- Les activités domestiques ;
- La capacité de la personne à assurer sa sécurité.

En effet, chacun de ces éléments s'inscrit dans le cadre commun des situations auxquelles la personne est confrontée au quotidien.

LISTE D'ACTIVITES QUI RELEVENT DE CET ACCOMPAGNEMENT

Vie quotidienne et activités domestiques :

× Accompagnement au lever et au coucher ;
× Accompagnement à l'entretien personnel : habillage, hygiène, toilette, médicament, régime… ;
× Aide à la prise de repas ;
× Accompagnement à la mobilité dans le logement ou dans l'établissement ;
× Accompagnement pour faire son lit, ranger son espace, faire le ménage, gérer les poubelles ;
× Accompagnement pour préparer les repas, mettre la table, faire la vaisselle ;
× Accompagnement de nuit…

Sécurité :

× Accompagnement à la gestion du temps et de l'espace ;
× Accompagnement au repérage de pratiques, de conduites et d'instruments dangereux ;
× Accompagnement à la gestion du stress…

Espaces calme – retrait et d'apaisement :

× Descriptif des espaces ;
× Motifs et modalités de leur utilisation…

5.3.3. *L'accompagnement pour vivre dans un logement* *

IMPORTANT : la modélisation de cette prestation métier, dans le PE/PS, nécessite le recours à l'expertise des professionnels qui sont chargés de sa mise en œuvre, dans le cadre d'une commission dédiée.

Le PE/PS présente les modes d'accompagnement soutenant la personne en matière d'accès au logement et d'installation dans celui-ci.

LISTE D'ACTIVITES QUI RELEVENT DE CET ACCOMPAGNEMENT

Accompagner la personne dans la recherche d'un logement autonome en milieu ordinaire ;
Accompagner la personne pour organiser, décorer, meubler, équiper son espace de vie en hébergement collectif ou en milieu ordinaire ;
Accompagner la personne pour cohabiter avec le voisinage en milieu ordinaire ;
Accompagner la personne pour gérer les dysfonctionnements de l'appartement, pour payer son loyer et autres factures en milieu ordinaire…

5.3.4. *L'accompagnement à la relation avec proches, voisinage et autrui* *

IMPORTANT : la modélisation de cette prestation métier, dans le PE/PS, nécessite le recours à l'expertise des professionnels qui sont chargés de sa mise en œuvre, dans le cadre d'une commission dédiée.

Le PE/PS rend compte des modalités d'accompagnement de la personne pour tisser des liens appropriés et durables avec ses proches, ses voisins et autrui.
Pour assurer la cohérence du PE/PS, nous avons regroupé en une seule partie les thématiques de l'accompagnement proposées par SERAFIN PH portant sur la relation et la communication avec ses proches, le voisinage et toute autre personne.

LISTE D'ACTIVITES QUI RELEVENT DE CET ACCOMPAGNEMENT

Encourager, favoriser, outiller la relation de la personne avec ses amis et sa famille ;
Accompagner la personne pour communiquer, mener un échange avec autrui ;
Assurer la médiation de ces relations en cas de difficultés…

5.3.5. *La pratique originale ou le témoignage illustratif*

IMPORTANT : ce travail se voulant illustratif, il ne nécessite pas la mobilisation d'une commission et peut être confié à un membre du comité de pilotage.

Rappel :
Le PE/PS, pour éclairer « l'accompagnement en matière de vie quotidienne, de logement et de relation avec autrui » (comme pour chacune des autres sous parties) :

.1. Présente une initiative, une innovation, une pratique originale déployée par le dispositif dans ce domaine ;
.2. Ou insert un verbatim qui témoigne de la perception d'une partie prenante de l'établissement (personne accueillie, famille, partenaire, professionnel…) sur ce thème.

EXEMPLE D'UNE PRATIQUE ORIGINALE

Dans notre ITEP, la personne accueillie est sensibilisée à la problématique de sa protection à travers la mise en œuvre régulière d'ateliers portant sur la sécurité générale, sur l'hygiène et sur des exercices d'évacuation en cas d'incendie…

5.3.6. *Les évolutions programmées*

IMPORTANT : les évolutions programmées relèvent de la stratégie et leurs définitions reviennent au comité de pilotage.

Rappel :
Ces évolutions portent sur des actions projetées mais non réalisées ou en cours de mise en œuvre.
Elles sont identifiables à partir de la formalisation du diagnostic (voir partie .4.1.1.).

EXEMPLE D'ACTION

Notre EHPAD se propose de développer un projet de « Manger Main » à destination des personnes souffrant de troubles cognitifs et de la déglutition à échéance de décembre 2022 afin, notamment, de lutter contre la dénutrition et de permettre aux personnes concernées de retrouver ou de maintenir leur autonomie. Cette échéance tardive est justifiée par la nécessité d'entreprendre un calcul minutieux des apports nutritionnels, une démarche innovante en cuisine et de rechercher l'adhésion des professionnels, des résidents et des familles.

5.4. L'ACCOMPAGNEMENT SUR LA SCOLARITÉ ET LA VIE PROFESSIONNELLE

! L'accompagnement sur la scolarité et la vie professionnelle relève, dans la nomenclature SERAFIN PH, des prestations directes portant sur : « Participation sociale »

5.4.1. *Les objectifs opérationnels*

IMPORTANT : la définition des objectifs opérationnels et de leurs indicateurs relève du management. Cette mission revient, de facto, au comité de pilotage.

Rappel :
Les objectifs opérationnels visent à la réalisation des objectifs généraux (voir partie .4.1.4.).
Les sources permettant de déterminer les objectifs opérationnels sont, d'une part, la mission et les objectifs généraux identifiés ci-avant et, d'autre part, l'offre de service.
Les objectifs fixés doivent être mesurables et observables et donc évaluables à l'aune d'indicateurs quantitatifs et/ou qualitatifs.

EXEMPLES D'OBJECTIFS OPERATIONNELS ET D'INDICATEURS DEDIES	
Objectifs opérationnels	**Indicateurs**
Développer les compétences scolaires	Evaluation scolaire annuelle Ratio de jeunes ayant obtenu le CFG
Préparer à la vie professionnelle	Taux de réussite au brevet Internet et informatique Ratio de mise en œuvre d'outils d'insertion professionnelle (formations, stage, contrats d'apprentissage…) Résultat de l'enquête de satisfaction sur l'item préparation à la vie professionnelle
Maintenir dans la vie professionnelle	Taux de situations d'insertion professionnelle pérennes Résultat de l'enquête de satisfaction sur l'item mener sa vie professionnelle

5.4.2. *L'accompagnement aux études et/ou aux activités de jours**

IMPORTANT : la modélisation de cette prestation métier, dans le PE/PS, nécessite le recours à l'expertise des professionnels qui sont chargés de sa mise en œuvre, dans le cadre d'une commission dédiée.

Le PE/PS développe les modalités d'accompagnement de la personne en matière de scolarité et d'activités de jour spécialisées.
Les activités scolaires se déroulent soit au sein de l'établissement ou du service, soit à l'extérieur.

Les activités de jour spécialisées se déroulent exclusivement au sein de la structure.

Ces activités de jours s'adressent :

× Aux enfants en bas âge, aux enfants non scolarisés ou bénéficiant d'un enseignement à temps modulable, soit en situation de handicap, soit relevant de la protection de l'enfance.

× Aux personnes mineurs et majeurs qui ne sont pas en situation, soit totalement, soit partiellement, de bénéficier d'une scolarité ou de mener une vie professionnelle.

LISTE D'ACTIVITES QUI RELEVENT DE LA SCOLARITE

La mise en œuvre de temps d'enseignement scolaire ;
L'accompagnement dans le cadre de l'école inclusive ;
Les accompagnements complémentaires à l'intervention pédagogique ;
Le soutien scolaire des personnes ;
Les concertations avec l'établissement scolaire…

LISTE D'ACTIVITES QUI RELEVENT DES ACTIVITES DE JOUR

Les activités qui entrent dans le cadre d'un accueil spécialisée de la petite enfance ;
Les activités qui entrent dans le cadre d'un accueil périscolaire spécialisé ;
Les activités de jour mises en œuvre au sein d'un établissement ou d'un service en complément ou à la place des activités scolaires, des activités de formation initiale ou des activités de vie professionnelle.

5.4.3. *L'accompagnement à la préparation de la vie professionnelle* *

IMPORTANT : la modélisation de cette prestation métier, dans le PE/PS, nécessite le recours à l'expertise des professionnels qui sont chargés de sa mise en œuvre, dans le cadre d'une commission dédiée.

Le PE/PS développe les modalités d'accompagnement de la personne afin de préparer sa vie professionnelle.

LISTE D'ACTIVITES QUI RELEVENT DE LA PREPARATION A LA VIE PROFESSIONNELLE
L'accompagnement à l'orientation professionnelle ; L'accompagnement à la recherche de stage ; L'accompagnement à la recherche de contrats d'apprentissage ; L'accompagnement à la formation…

5.4.4. *Le soutien à la vie professionnelle* *

IMPORTANT : la modélisation de cette prestation métier, dans le PE/PS, nécessite le recours à l'expertise des professionnels qui sont chargés de sa mise en œuvre, dans le cadre d'une commission dédiée.

Le PE/PS développe les modalités d'accompagnement qui assure le soutien de la personne dans le cadre de sa vie professionnelle.

LISTE D'ACTIVITES QUI RELEVENT DU SOUTIEN A LA VIE PROFESSIONNELLE
Accompagnement à l'étayage de la vie professionnelle ; Accompagnement à la formation continue ; Accompagnement à l'évolution de la vie professionnelle : susciter, préparer, soutenir le parcours professionnel.

5.4.5. *La pratique originale ou le témoignage illustratif*

IMPORTANT : ce travail se voulant illustratif, il ne nécessite pas la mobilisation d'une commission et peut être confié à un membre du comité de pilotage.

Rappel :
Le PE/PS, pour éclairer « la scolarité et la vie professionnelle (comme pour chacune des autres sous parties) :

.1. Présente une initiative, une innovation, une pratique originale déployée par le dispositif dans ce domaine ;
.2. Ou insert un verbatim qui témoigne de la perception d'une partie prenante de l'établissement (personne accueillie, famille, partenaire, professionnel…) sur ce thème.

EXEMPLE D'UNE PRATIQUE ORIGINALE
Notre ITEP a mis en œuvre un atelier cinéma au sein duquel un groupe de 12 jeunes, accompagné par un éducateur de l'établissement féru de cet art, tourne un court métrage diffusé, chaque année, dans le cinéma de la ville. Ces jeunes sont, à la fois scénaristes, réalisateurs et acteurs du film.

5.4.6. *Les évolutions programmées*

IMPORTANT : les évolutions programmées relèvent de la stratégie et leurs définitions reviennent au comité de pilotage.

Rappel :
Ces évolutions portent sur des actions projetées mais non réalisées ou en cours de mise en œuvre.
Elles sont identifiables à partir de la formalisation du diagnostic (voir partie .4.1.1.).

EXEMPLE D'ACTION

A échéance de juin 2023, notre IME souhaite mener à bien un projet dotant chaque enfant autiste d'une tablette tactile comme support de communication et d'apprentissage.
Avant cette date, nous prévoyons d'assurer, successivement, l'achat du matériel, la sélection des applications pertinentes, l'accompagnement à la maîtrise de la tablette…

5.5. L'ACCOMPAGNEMENT EN MATIÈRE DE VIE SOCIALE ET AFFECTIVE

! L'accompagnement en matière de vie sociale et affective relève, dans la nomenclature SERAFIN PH, des prestations directes portant sur :
« Participation sociale »

5.5.1. *Les objectifs opérationnels*

IMPORTANT : la définition des objectifs opérationnels et de leurs indicateurs relève du pilotage stratégie. Cette mission revient, de facto, au comité chargé du PE/PS.

Rappel :
Les objectifs opérationnels visent à la réalisation des objectifs généraux (voir partie .4.1.4.).
Les sources permettant de déterminer les objectifs opérationnels sont, d'une part, la mission et les objectifs généraux identifiés ci-avant et, d'autre part, l'offre de service.
Les objectifs fixés doivent être mesurables et observables et donc évaluables à l'aune d'indicateurs quantitatifs et/ou qualitatifs.

EXEMPLES D'OBJECTIFS OPERATIONNELS ET D'INDICATEURS DEDIES	
Objectifs opérationnels	**Indicateurs**
Développer l'autonomie de la personne en matière de déplacement	Taux de personnes ayant acquis l'autonomie en matière de déplacement Taux de réussite à l'attestation scolaire de sécurité routière
Développer la participation des personnes aux activités extérieures et leur capacité en matière gestion de vie affective, familiale et sexuelle	Taux d'inscription aux activités Résultat de l'enquête de satisfaction sur l'item vie affective, familiale et sexuelle
Développer les compétences de la personne en matière de gestion de ses ressources et l'accompagner à la mise en œuvre des protections juridiques nécessaires	Taux de personnes ayant acquis l'autonomie sur la gestion des ressources Résultat de l'enquête de satisfaction sur l'item protections juridiques

5.5.2. *L'accompagnement à l'autonomie en matière de déplacement* *

IMPORTANT : la modélisation de cette prestation métier, dans le PE/PS, nécessite le recours à l'expertise des professionnels qui sont chargés de sa mise en œuvre, dans le cadre d'une commission dédiée.

Le PE/PS précise les modalités d'accompagnement proposées par l'établissement ou le service afin que la personne développe son autonomie en matière de déplacement.

LISTE D'ACTIVITES QUI RELEVENT DE L'ACCOMPAGNEMENT A L'AUTONOMIE EN MATIERE DE DEPLACEMENTS

Accompagnement à l'utilisation des transports en commun ;
Accompagnement pour l'apprentissage de la conduite ;
Accompagnement pour la connaissance des règles de la circulation routière, en tant que piéton ou en tant que conducteur (préparation de la passation des épreuves de sécurité routière) …

5.5.3. *L'accompagnement à la participation aux activités sociales et de loisir* *

IMPORTANT : la modélisation de cette prestation métier, dans le PE/PS, nécessite le recours à l'expertise des professionnels qui sont chargés de sa mise en œuvre, dans le cadre d'une commission dédiée.

Le PE/PS détaillent les modalités d'accompagnement à la participation de la personne aux activités sociales et de loisirs. Elles peuvent être organisées et mises en œuvre par des professionnels de la structure ou par des organismes extérieurs. En toutes circonstances, ces activités se déroulent exclusivement en dehors de l'établissement ou du service.

LISTE D'ACTIVITES QUI RELEVENT DE L'ACCOMPAGNEMENT A LA PARTICIPATION AUX ACTIVITES SOCIALES ET DE LOISIRS

Accompagnement éducatif effectué lors des transferts temporaires (séjours encadrés par la structure) ;
Accompagnement à la participation des personnes à des activités culturelles, sportives, de loisirs en dehors de la structure ;
Accompagnement pour favoriser la fréquentation des centres de loisirs et des dispositifs d'accueil de la petite enfance par les enfants accueillis par l'établissement ou le service…

5.5.4. *L'accompagnement à la vie familiale, affective et sexuelle**

IMPORTANT : la modélisation de cette prestation métier, dans le PE/PS, nécessite le recours à l'expertise des professionnels qui sont chargés de sa mise en œuvre, dans le cadre d'une commission dédiée.

Le PE/PS précise les modalités d'accompagnement de la personne en matière de vie familiale, affective et sexuelle.
Cet accompagnement peut, si nécessaire, s'adresser aux proches de la personne.

LISTE D'ACCOMPAGNEMENTS QUI RELEVENT DE LA VIE FAMILIALE, AFFECTIVE ET SEXUELLE

Accompagnement de parents sur la prise en charge de leur enfant (santé, nutrition, scolarité, éducation, parentalité…) ;
Accompagnement de la personne sur la vie sexuelle (respect de l'autre, consentement, règles de pudeur…) ;
Interventions de plannings familiaux au sein de l'établissement ou du service…

5.5.5. *L'accompagnement à la gestion des ressources de la personne et à sa protection* *

IMPORTANT : la modélisation de cette prestation métier, dans le PE/PS, nécessite le recours à l'expertise des professionnels qui sont chargés de sa mise en œuvre, dans le cadre d'une commission dédiée.

Pour assurer la cohérence du PE/PS, nous avons regroupé en une seule partie les thématiques de l'accompagnement proposées par SERAFIN PH portant sur la gestion des ressources et sur la protection de la personne.

A ce titre, le PE/PS présente les modalités d'accompagnement déployées, auprès de la personne, en matière de gestion de ses ressources et les interventions proposées pour qu'elle accède à une protection juridique, si nécessaire.

LISTE D'ACTIVITES QUI RELEVENT DE L'ACCOMPAGNEMENT A LA GESTION DES RESSOURCES

Informations et conseils délivrés à la personne en matière de gestion budgétaire ;
Cogestion avec la personne de son argent de poche ;
Interface avec les représentants légaux, les délégués à la tutelle et les mandataires judiciaires à la protection des majeurs…

LISTE D'ACTIVITES QUI RELEVENT DE L'ACCOMPAGNEMENT A LA PROTECTION DE LA PERSONNE

Informations et conseils délivrés à la personne en matière de protection juridique ;
Accompagnement pour la mise en œuvre des mesures de protection…

5.5.6. *La pratique originale ou le témoignage illustratif*

IMPORTANT : ce travail se voulant illustratif, il ne nécessite pas la mobilisation d'une commission et peut être confié à un membre du comité de pilotage.

Rappel :
Le PE/PS, pour éclairer « la vie sociale et affective » (comme pour chacune des autres sous parties) :

.1. Présente une initiative, une innovation, une pratique originale déployée par le dispositif dans ce domaine ;
.2. Ou insert un verbatim qui témoigne de la perception d'une partie prenante de l'établissement (personne accueillie, famille, partenaire, professionnel…) sur ce thème.

EXEMPLE D'UNE PRATIQUE ORIGINALE

Le CHRS X s'est doté d'un outil de recueil, pour chaque personne accueillie, des données concernant l'état de ses finances et les mesures de protection sociale la concernant afin de procéder, avec l'usager, à un diagnostic partagé sur sa situation.

5.5.7. *Les évolutions programmées*

IMPORTANT : les évolutions programmées relèvent de la stratégie et leurs définitions reviennent au comité de pilotage.

Rappel :
Ces évolutions portent sur des actions projetées mais non réalisées ou en cours de mise en œuvre.
Elles sont identifiables à partir de la formalisation du diagnostic (voir partie .4.1.1.).

EXEMPLE D'UNE ACTION

Notre établissement mettra à disposition des personnes accueillies, en version papier (flyer et affichage) et sur l'INTRANET, au plus tard le 31.09.2022, une nomenclature des activités culturelles, sportives et de loisirs, proposées sur le territoire, les jours, heures, durée des séances et les coordonnées des associations et organismes qui les proposent. Cette liste sera actualisée annuellement et constituera un des outils permettant l'élaboration des projets personnalisés.

5.6. LES PRESTATIONS DE SOINS

! Le soin relève, dans la nomenclature SERAFIN PH, des prestations directes portant sur : « Prestations de soins, de maintien et de développement des capacités fonctionnelles »

5.6.1. *Les objectifs opérationnels*

IMPORTANT : la définition des objectifs opérationnels et de leurs indicateurs relève du pilotage stratégie. Cette mission revient, de facto, au comité chargé du PE/PS.

Rappel :
Les objectifs opérationnels visent à la réalisation des objectifs généraux (voir partie .4.1.4.).
Les sources permettant de déterminer les objectifs opérationnels sont, d'une part, la mission et les objectifs généraux identifiés ci-avant et, d'autre part, l'offre de service.
Les objectifs fixés doivent être mesurables et observables et donc évaluables à l'aune d'indicateurs quantitatifs et/ou qualitatifs.

EXEMPLES D'OBJECTIFS OPERATIONNELS ET D'INDICATEURS DEDIES	
Objectifs opérationnels	**Indicateurs**
Garantir la mise en œuvre d'une éducation et de soins nécessaires à la santé somatique de la personne	Taux de personnes chez qui les soins somatiques ont eu un impact positif Résultat de l'enquête de satisfaction sur l'item soins somatiques
Sécuriser le circuit du médicament	Taux semestriel d'évènements indésirables en matière de circuit du médicament
Garantir la mise en œuvre des soins psychologiques nécessaires à la santé de la personne	Taux de personnes chez qui les soins psychologiques ont eu un impact positif

	Résultat de l'enquête de satisfaction sur l'item soins psychologiques
Garantir la mise en œuvre des soins de rééducation et de réadaptation fonctionnelles nécessaires à la personne	Taux de personnes chez qui les soins de rééducation ou de réadaptation fonctionnelles ont eu un impact positif Résultat de l'enquête de satisfaction sur l'item rééducation, réadaptation

5.6.2. *Les soins médicaux et infirmiers* *

IMPORTANT : la modélisation de cette prestation métier, dans le PE/PS, nécessite le recours à l'expertise des professionnels qui sont chargés de sa mise en œuvre, dans le cadre d'une commission dédiée.

Le PE/PS précise la manière dont la santé somatique des personnes accueillies est traitée au sein du dispositif.
Les interventions déployées peuvent avoir une vocation préventive, une visée diagnostique ou relèvent d'un objectif curatif.

PERIMETRE DES SOINS SOMATIQUES

Les interventions relevant d'une éducation à l'hygiène et à la santé des personnes accueillies.
Les actes diagnostics au profit des personnes accueillies (analyses et imagerie médicales…).
Les actes réalisés, auprès des personnes accueillies, par des médecins de toutes spécialités, des chirurgiens-dentistes et des sages-femmes, que ces derniers soient salariés de la structure ou intervenants libéraux.
Tous les actes techniques et de surveillance réalisés par les infirmiers ou délégués à d'autres professionnels (aides-soignantes, auxiliaires de puériculture …).

5.6.3. *Le circuit du médicament* *

IMPORTANT : la modélisation de cette prestation métier, dans le PE/PS, nécessite le recours à l'expertise des professionnels qui sont chargés de sa mise en œuvre, dans le cadre d'une commission dédiée.

Le PE/PS décrit les dispositions prises pour sécuriser le circuit du médicament de la prescription par un médecin à sa prise effective par la personne concernée.
En ce qui concerne la phase de prise du traitement par la personne accueillie, le CASF stipule que lorsque les personnes ne disposent pas d'une autonomie suffisante, l'aide à la prise des médicaments peut être assurée par toute personne chargée de l'aide aux actes de la vie courante dès lors que, compte tenu de la nature du médicament, le mode de prise ne présente ni difficulté d'administration ni d'apprentissage particulier (se reporter à l'article L. 313-26 du CASF).

PERIMETRE DU CIRCUIT DU MEDICAMENT

Prescription du médicament ;
Préparation des piluliers avec contrôle de la correspondance du nom du médicament, de son dosage et de la personne concernée au regard de la prescription ;
Stockage sécurisé des piluliers ;
Délivrance des traitements avec contrôle de la correspondance du nom du médicament, de son dosage et de la personne concernée au regard de la prescription ;
Traçabilité de la prise du médicament par la personne concernée ou son refus ;
Gestion et traçabilité de tout effet indésirable à la suit de la prise du traitement.

5.6.4. *Les soins psychologiques, de rééducation et de réadaptation* *

IMPORTANT : la modélisation de cette prestation métier, dans le PE/PS, nécessite le recours à l'expertise des professionnels qui sont chargés de sa mise en œuvre, dans le cadre d'une commission dédiée.

Le PE/PS annonce les modalités d'intervention des psychologues.
De la même manière, le PE/PS identifie les modalités de mise en œuvre des soins de rééducation et de réadaptation fonctionnelle.

PERIMETRE DES SOINS PSYCHOLOGIQUES, DE REEDUCATION ET DE READAPTATION

Ensemble des prestations de soutien et d'accompagnement réalisées par les psychologues à destination de la personne ou de ses proches.
Ensemble des prestations de rééducation et de réadaptation fonctionnelle réalisées par les auxiliaires médicaux (kinésithérapeutes, ergothérapeutes, orthophonistes, psychomotriciens et autres professionnels spécialistes de la réadaptation.

EXEMPLE DE DESCRIPTIF DES PRESTATIONS DISPONIBLES

.1. Soutien psychologique en interne
.2. Psychothérapie en externe (CMPP)
.3. Psychomotricité en interne
.4. Orthophonie en externe (CMPP)…

5.6.5. *La pratique originale ou le témoignage illustratif*

> **IMPORTANT :** ce travail se voulant illustratif, il ne nécessite pas la mobilisation d'une commission et peut être confié à un membre du comité de pilotage.

Rappel :
Le PE/PS, pour éclairer « les prestations de soins » (comme pour chacune des autres sous parties) :

.1. Présente une initiative, une innovation, une pratique originale déployée par le dispositif dans ce domaine ;
.2. Ou insert un verbatim qui témoigne de la perception d'une partie prenante de l'établissement (personne accueillie, famille, partenaire, professionnel…) sur ce thème.

> **EXEMPLE D'UNE PRATIQUE ORIGINALE**
>
> Notre CMPP a complété sa palette de ses prestations en développant un nouveau type de thérapie appelé « cognitivo-comportementalise ». Cette intervention est réalisée par un psychologue disposant d'un master en ce domaine.

5.6.6. *Les évolutions programmées*

> **IMPORTANT :** les évolutions programmées relèvent de la stratégie et leurs définitions reviennent au comité de pilotage.

Rappel :
Ces évolutions portent sur des actions projetées mais non réalisées ou en cours de mise en œuvre.
Elles sont identifiables à partir de la formalisation du diagnostic (voir partie .4.1.1.).

> **EXEMPLE D'UNE ACTION**
>
> Notre EHPAD prévoit la mise en place d'un dispositif de télémédecine à échéance de décembre 2021.

6. LES PRESTATIONS INDIRECTES

6.1. LA GESTION DES RESSOURCES HUMAINES (GRH)

! La GRH relève, dans la nomenclature SERAFIN PH, des prestations indirectes portant sur :
« Fonction gérer, manager, coopérer »

6.1.1. *Les objectifs opérationnels*

IMPORTANT : la définition des objectifs opérationnels et de leurs indicateurs relève du pilotage stratégie. Cette mission revient, de facto, au comité chargé du PE/PS.

Rappel :
Les objectifs opérationnels visent à la réalisation des objectifs généraux (voir partie .4.1.4.).
Les sources permettant de déterminer les objectifs opérationnels sont, d'une part, la mission et les objectifs généraux identifiés ci-avant et, d'autre part, l'offre de service.
Les objectifs fixés doivent être mesurables et observables et donc évaluables à l'aune d'indicateurs quantitatifs et/ou qualitatifs.

EXEMPLES D'OBJECTIFS OPERATIONNELS ET D'INDICATEURS DEDIES	
Objectifs opérationnels	**Indicateurs**
Disposer de professionnels disposant des compétences nécessaires	Taux de qualification
Disposer de professionnels disponibles, motivés et fidélisés	Taux d'absentéisme et de rotation Résultat de l'enquête de satisfaction des salariés sur l'item qualité de vie au travail
Développer, actualiser les compétences des professionnels	Ratio de jours de formation annuel par ETP Résultat de l'enquête de satisfaction des salariés sur l'item développement des compétences

6.1.2. *La politique de GRH* *

> **IMPORTANT :** cette prestation indirecte relève du management. De facto, sa modélisation dans le PE/PS revient au comité de pilotage.

Le PE/PS fait apparaître les orientations prises par l'équipe de direction en matière de GRH.
La formalisation de cette politique, dans le PE/PS, peut traiter, notamment, des enjeux de la GRH, du mode de management déployé, de l'organisation du travail proposée et des choix opérés en matière de développement des compétences.

EXEMPLE DE SYNTHESE D'UNE POLITIQUE DE GRH DANS LE PE/PS D'UN ETABLISSEMENT MEDICO-SOCIAL

Les Ressources Humaines de l'établissement constituent 75% de ses richesses et, de surcroît, détiennent l'expertise nécessaire à la réalisation des prestations délivrées directement aux personnes accompagnées.
De facto, pour mobiliser et fidéliser ces professionnels, pour promouvoir l'exercice de leurs compétences, nous développons, auprès d'eux, avec eux et en permanence les axes suivants :

.1. Un processus de recrutement rigoureux pour disposer de la bonne personne à la bonne place suivi d'une intégration du nouveau salarié outillée notamment par un tutorat.

.2. Un management qui promeut l'EMPOWERMENT chez les collaborateurs par le recours à des mécanismes de responsabilisation, d'autonomisation et d'apprentissage.

.3. Un haut niveau de qualité de vie au travail…

6.1.3. *La gestion prévisionnelle des emplois et des compétences (GPEC)*

IMPORTANT : cette prestation indirecte relève du management. De facto, sa modélisation dans le PE/PS revient au comité de pilotage.

La Gestion Prévisionnelle des Emplois (ou Métiers) et des Compétences (GPEC) est un outil de GRH qui assure une adéquation entre les postes, emplois, compétences, à court, moyen et long terme et les postes, emplois, compétences disponibles nécessaires à la réalisation de la mission.
Le PE/PS développe les éléments constitutifs de la GPEC au sein de l'établissement ou du service.

LES ELEMENTS ESSENTIELS CONSTITUTIFS DE LA GPEC

La politique de GPEC ;
La formalisation des fiches de poste et des compétences attendues ;
Les modalités de recrutement ;
Les modalités d'intégration des nouveaux salariés ;
La gestion des vacances de poste ;
L'anticipation des départs en retraites
Le repérage des métiers émergents…

EXEMPLE DE SYNTHESE D'UNE GPEC DANS LE PE/PS D'UN ETABLISSEMENT MEDICO-SOCIAL

Axe n°1 : la gestion des postes

× Chaque vacance de poste est enregistrée avant qu'elle devienne effective et fait l'objet d'un traitement immédiat en comité de direction afin de déterminer l'avenir de ce poste (maintien du poste en l'état, déplacement vers un autre service, transformation ou gel du poste…) ;

× A la suite, le processus de recrutement sur le poste vacant est mis en œuvre sans délai ;

× Chaque année, le comité de direction étudie les projections, sur les trois années à venir, des départs en retraite par service afin d'anticiper les recrutements nécessaires.

Axe n°2 : les fiches de poste

× La fiche de poste est considérée comme un outil de management qui permet au professionnel concerné de maîtriser le cadre dans lequel il intervient et les missions qui lui sont confiées.

× Chaque poste dispose d'une fiche, élaborée avec les professionnels qui l'occupe, définissant son positionnement dans la structure, ses liens hiérarchiques, ses liens fonctionnels internes et externes, les compétences attendues de savoir, savoir-faire et savoir-être, ses missions et l'organisation des horaires et congés qui lui sont liés.

Axe n°3 : le processus de recrutement et l'intégration du nouveau salarié

× Ce processus comprend une sélection de trois candidats sur CV, puis pour chacun d'eux, un entretien avec deux membres de l'équipe de direction, la remise de la fiche de poste du PE/PS du livret d'accueil et du règlement de fonctionnement, enfin un temps passé sur le service concerné avec l'équipe et le responsable de celui-ci.

× In fine, le choix est effectué par le comité de direction en tenant compte de l'avis de l'équipe.

× Le nouveau professionnel est présenté sur l'ensemble du périmètre de l'établissement ;

× Il travaillera les deux premiers jours en doublon puis bénéficiera d'un tutorat sur un mois exercé par un professionnel ayant de l'expérience.

6.1.4. *La qualité de vie au travail*

IMPORTANT : cette prestation indirecte relève du management. De facto, sa modélisation dans le PE/PS revient au comité de pilotage.

Le PE/PS présente les dispositions qui promeuvent la qualité de vie au travail.
Ces modalités portent sur les conditions de travail dans ses dimensions managériales, organisationnelles et matérielles.

LISTES D'ELEMENTS CONSTITUTIFS DE LA QUALITE DE VIE AU TRAVAIL

L'organisation des cycles de travail, des plannings de service et des prises de congé ;
L'hygiène et la sécurité au travail ;
L'accompagnement des professionnels par le management ;
Le document d'évaluation des risques professionnels et psychosociaux ;
Les équipements de travail : tenue, chaussures de sécurité, gants, lève-malade… ;
Les locaux : vestiaires équipés, salle du personnel… ;
Les vecteurs d'information des Ressources Humaines : affichage, note, mail, INTRANET… ;
L'accompagnement du salarié victime d'une agression par l'établissement ;
Le dialogue social : comité social et économique, accords d'entreprise… ;
Les modalités de traitement de l'usure au travail…

6.1.5. *Le développement des compétences*

IMPORTANT : cette prestation indirecte relève du management. De facto, sa modélisation dans le PE/PS revient au comité de pilotage.

Les dispositions prises par l'établissement ou le service pour développer les compétences de ses professionnels sont expliciter dans le PE/PS.
Ce processus se déploie à l'aune de multiples vecteurs présentés ci-dessous.

LISTES D'ELEMENTS CONSTITUTIFS DU DEVELOPPEMENT DES COMPETENCES

- Les entretiens d'évaluation des salariés et les entretiens professionnels ;
- L'entretien de régulation visant à améliorer les pratiques d'un professionnel ;
- Les orientations de formation de l'association, de l'établissement ou du service ;
- Le processus d'élaboration du plan de développement des compétences ;
- Les modalités de mise en œuvre de l'analyse des pratiques ;
- Les missions transversales confiées aux professionnels en complément de leur cœur de métier et vecteurs d'apprentissages : référent du projet personnalisé, tuteur d'un nouveau salarié, maître de stage, référent qualité, évaluateur interne, membre d'une commission de révision du PE/PS…

EXTRAIT D'UNE POLITIQUE DE FORMATION EN MECS

« Les formations qualifiantes mises en œuvre n'obligent en rien le professionnel qui en bénéficie à poursuivre sa collaboration avec notre établissement.

Nous développons des compétences chez des salariés sans attendre un retour direct sur investissement. En effet, des professionnels venant d'autres structures et bénéficiant d'un traitement identique présentent, à leur tour, leur candidature dans notre structure.

En toutes circonstances, l'objectif est, au global, de permettre aux professionnels du médico-social de monter en compétences et pour chaque établissement de disposer des compétences attendues »

6.1.6. *La gestion administrative des Ressources Humaines*

> **IMPORTANT :** cette prestation indirecte est délivrée par le service dédié, susceptible de la formaliser dans le PE/PS.

Le PE/PS présente, de manière synthétique, les missions du service chargé de la gestion administrative des Ressources Humaines.

LISTES D'ELEMENTS CONSTITUTIFS DE LA GESTION ADMINISTRATIVE DES RESSOURCES HUMAINES

- Le respect des obligations légales : Code du travail, convention collective, accords d'entreprise, règlement intérieur… ;
- La gestion des contrats de travail, de leurs avenants et du dossier du salarié ;
- La gestion des rémunérations et des cotisations sociales ;
- La gestion du temps de travail : heures supplémentaires, congés payés, arrêts de maladie, accidents du travail…
- La gestion administrative du plan de développement des compétences ;
- La gestion de la médecine du travail, de l'hygiène et de la sécurité ;
- La réalisation du bilan social…

6.1.7. *La pratique originale ou le témoignage illustratif*

IMPORTANT : ce travail se voulant illustratif, il ne nécessite pas la mobilisation d'une commission et peut être confié à un membre du comité de pilotage.

Rappel :
Le PE/PS, pour éclairer « la Gestion des Ressources Humaines » (comme pour chacune des autres sous parties) :

.1. Présente une initiative, une innovation, une pratique originale déployée par le dispositif dans ce domaine ;
.2. Ou insert un verbatim qui témoigne de la perception d'une partie prenante de l'établissement (personne accueillie, famille, partenaire, professionnel…) sur ce thème.

EXEMPLE D'UNE PRATIQUE ORIGINALE

▪ Le service RH de notre établissement explicite point par point, auprès du nouveau salarié et avant la signature de son contrat, le contenu du règlement intérieur de la structure.
▪ Il est remis au nouveau salarié une clé USB comprenant le PE/PS, le règlement de fonctionnement, le livret d'accueil, la fiche de poste, le règlement intérieur et le Manuel Qualité de la structure.
▪ Dans le même mouvement, le responsable du service où est affecté le nouveau salarié présente, de manière détaillée, chaque élément de la fiche de poste concernée.
▪ Le nouveau salarié travaille en doublure durant les quinze premiers jours.
▪ Un professionnel expérimenté est désigné comme référent du nouveau salarié durant six mois.
▪ Un point d'étape sur l'intégration de ce nouveau salarié est effectué par le responsable de service à trois mois puis à six mois.

6.1.8. *Les évolutions programmées*

IMPORTANT : les évolutions programmées relèvent de la stratégie et leurs définitions reviennent au comité de pilotage.

Rappel :
Ces évolutions portent sur des actions projetées mais non réalisées ou en cours de mise en œuvre.
Elles sont identifiables à partir de la formalisation du diagnostic (voir partie .4.1.1.).

EXEMPLE D'UNE ACTION

Mise en place, fin 2022, d'un nouveau logiciel de badgeage mobile pour les professionnels de notre SESSAD qui leur permettra, notamment, d'enregistrer leur prise et leur fin de service, lorsqu'ils seront en intervention extérieure, à partir de leur téléphone portable.

6.2. LA GESTION ADMINISTRATIVE ET FINANCIÈRE

! La gestion administrative relève, dans la nomenclature SERAFIN PH, des prestations indirectes portant sur :
« Fonction gérer, manager, coopérer »

6.2.1. *Les objectifs opérationnels*

IMPORTANT : la définition des objectifs opérationnels et de leurs indicateurs relève du pilotage stratégie. Cette mission revient, de facto, au comité chargé du PE/PS.

Rappel :
Les objectifs opérationnels visent à la réalisation des objectifs généraux (voir partie .4.1.4.).
Les sources permettant de déterminer les objectifs opérationnels sont, d'une part, la mission et les objectifs généraux identifiés ci-avant et, d'autre part, l'offre de service.
Les objectifs fixés doivent être mesurables et observables et donc évaluables à l'aune d'indicateurs quantitatifs et/ou qualitatifs.

EXEMPLES D'OBJECTIFS OPERATIONNELS ET D'INDICATEURS DEDIES	
Objectifs opérationnels	**Indicateurs**
Assurer une fonction « accueil » conviviale et informative	Ratio annuel de réclamations sur ce thème et sur trois ans
Assurer une gestion administrative en soutien des prestations directes	Ratio annuel des évènements indésirables et des réclamations sur ce thème et sur trois ans
Assurer une gestion sincère, saine et durable des budgets alloués	Résultats budgétaires et financiers

6.2.2. *La fonction accueil*

> **IMPORTANT :** cette prestation indirecte est délivrée par le service dédié, susceptible de la formaliser dans le PE/PS.

Le PE/PS retrace les missions principales de ce service et les modalités de réalisation de celles-ci.
Ces missions relèvent des interventions suivantes :

- × L'accueil physique et téléphonique ;
- × L'information des parties prenantes de l'établissement ou du service ;
- × L'orientation d'une demande exprimée physiquement ou par téléphone vers le professionnel idoine ;
- × Le traitement du courrier ;
- × La surveillance des entrées et sorties...

> **EXTRAIT D'UN PE/PS SUR LE THEME DE LA FONCTION ACCUEIL**
>
> ▪ L'accueil est l'interface entre notre établissement et son environnement.
>
> ▪ L'image de notre structure s'établit dès le premier contact téléphonique.
>
> ▪ Ainsi, notre équipe chargée de l'accueil est au service des parties prenantes de l'établissement afin de les informer et de les orienter en leur adressant une réponse personnalisée, à la hauteur de leurs attentes.
>
> ▪ A cet effet, nous déployons des bonnes pratiques systématiques pour offrir un accueil performant :
>
> - × A chaque communication téléphonique, le professionnel de l'accueil, après la formule de politesse adaptée, précisera le nom de notre établissement et demandera à l'interlocuteur en quoi il peut lui être utile et quelle est sa demande.

× L'appelant pourra entendre le sourire du professionnel au téléphone et ce dernier portera une attention soutenue et empathique à la requête exprimée.
× S'il ne peut directement répondre à la demande formulée, il dirigera l'appelant vers une personne idoine.
× Si le professionnel recherché est absent, l'équipe d'accueil demandera le nom, les coordonnées de l'interlocuteur et le motif de son appel afin qu'il soit recontacté par la personne souhaitée dans les meilleurs délais…

6.2.3. *La gestion administrative*

IMPORTANT : la description synthétique des grandes modalités de cette gestion est de la responsabilité du dédié.

Le PE/PS présente, succinctement, les éléments constitutifs de la gestion administrative, et pour chacun, les modalités de sa mise en œuvre.

LISTE D'ELEMENTS DE LA GESTION ADMINISTRATIVE POUVANT ETRE RETRACE DANS LE PE/PS

- La gestion des documents : édition, enregistrement, diffusion, classement, archivage… ;
- La tenue des documents obligatoires : registre d'accessibilité, registre entrées et sorties… ;
- La gestion des équipements : salles de réunion, système de gestion des clés, gestion des véhicules… ;
- La gestion des transports …

6.2.4. *La gestion financière*

IMPORTANT : la description synthétique des grandes modalités de cette gestion est de la responsabilité du service dédié.

Le PE/PS peut présenter sa politique de gestion financière, argumenter les avantages d'un CPOM, les principes de coopération avec l'organisme de tarification mais aussi identifier les modalités de recherche de financements complémentaires…
Le PE/PS indique, également, les documents de gestion financière établis par l'établissement ou le service, leur rythme de production et les liens éventuels qui les rattachent.
Le PE/PS n'a, cependant, pas vocation à entrer dans le détail des procédures de gestion budgétaire et financière qui sont fixées par la réglementation.

LISTE D'ELEMENTS DE LA GESTION FINANCIERE POUVANT ETRE UTILEMENT RETRACE DANS LE PE/PS

- Le budget prévisionnel ou les États Prévisionnels des Recettes et des Dépenses (EPRD) établis par la structure ;
- Le budget exécutoire validé par l'organisme de tarification ;
- Le compte administratif ou les Etats Réalisés des Recettes et des Dépenses produits par l'établissement ou le service ;
- Le suivi du CPOM ;
- Les liens entre CPOM, EPRD et ERRD ;
- Le plan pluriannuel des investissements…

6.2.5. *La pratique originale ou le témoignage illustratif*

IMPORTANT : ce travail se voulant illustratif, il ne nécessite pas la mobilisation d'une commission et peut être confié à un membre du comité de pilotage.

Rappel :
Le PE/PS, pour éclairer « la gestion administrative et financière » (comme pour chacune des autres sous parties) :

.1. Présente une initiative, une innovation, une pratique originale déployée par le dispositif dans ce domaine ;
.2. Ou insert un verbatim qui témoigne de la perception d'une partie prenante de l'établissement (personne accueillie, famille, partenaire, professionnel…) sur ce thème.

EXEMPLE D'UNE PRATIQUE ORIGINALE

Notre IME a formalisé un mode opératoire sous la forme d'un tableau qui liste les bonnes formules à utiliser dans le cadre de l'accueil :

A ne pas dire	Ce que vous pouvez dire
C'est de la part de ?	Qui dois-je annoncer ?
C'est pourquoi ?	Quel est l'objet de votre appel ?
Quel est votre problème ?	En quoi puis-je vous être utile ?
Ne quittez pas.	Un instant, je vous remercie de patienter.
Vous pouvez parler plus fort ?	Excusez-moi de vous interrompre mais je vous entends mal.
Je ne suis pas au courant.	Je me renseigne.
Je lui dirai.	Je lui transmets votre message sans délai.
Rappelez plus tard.	A quelle heure peut-il vous recontacter ?
De rien.	Je vous en prie.

6.2.6. *Les évolutions programmées*

IMPORTANT : les évolutions programmées relèvent de la stratégie et leurs définitions reviennent au comité de pilotage.

Rappel :
Ces évolutions portent sur des actions projetées mais non réalisées ou en cours de mise en œuvre.
Elles sont identifiables à partir de la formalisation du diagnostic (voir partie .4.1.1.).

EXEMPLE D'UNE ACTION
Le déploiement dans notre EHPAD d'un système de gestion des clés informatisé est programmé pour décembre 2023.

6.3. LES PRESTATIONS LOGISTIQUES

! Cette séquence relève, dans la nomenclature SERAFIN PH, des prestations indirectes portant sur :
« Fonctions logistiques »

6.3.1. *Les objectifs opérationnels*

IMPORTANT : la définition des objectifs opérationnels et de leurs indicateurs relève du pilotage stratégie. Cette mission revient, de facto, au comité chargé du PE/PS.

Rappel :
Les objectifs opérationnels visent à la réalisation des objectifs généraux (voir partie .4.1.4.).
Les sources permettant de déterminer les objectifs opérationnels sont, d'une part, la mission et les objectifs généraux identifiés ci-avant et, d'autre part, l'offre de service.
Les objectifs fixés doivent être mesurables et observables et donc évaluables à l'aune d'indicateurs quantitatifs et/ou qualitatifs.

EXEMPLES D'OBJECTIFS OPERATIONNELS ET D'INDICATEURS DEDIES	
Objectifs opérationnels	**Indicateurs**
Mettre à disposition des personnes accueillies des locaux accueillants, confortables, équipés, maintenus et sécurisés	Taux annuels d'évènements indésirables et de réclamations sur trois ans et portant sur ce thème Résultats de l'enquête de satisfaction adressée aux personnes accueillies et portant sur ce thème
Assurer une prestation de restauration diététique, sécurisé et appétissante	Taux annuels d'évènements indésirables et de réclamations sur trois ans et portant sur ce thème Résultats de l'enquête de satisfaction adressée aux personnes accueillies et portant sur ce thème
Assurer un traitement efficient des effets des personnes accueillies et du linge de l'établissement	Taux annuels d'évènements indésirables de réclamations sur trois ans et portant sur ce thème Résultats de l'enquête de satisfaction adressée aux personnes accueillies et portant sur ce thème
Mettre à disposition des moyens de transport opérationnels et sécurisés liés à l'accompagnement des personnes, aux fonctions de pilotage et logistique	Taux annuels d'évènements indésirables et de réclamations sur trois ans et portant sur ce thème Résultats de l'enquête de satisfaction adressée aux personnes accueillies et portant sur ce thème

6.3.2. *La gestion des locaux et de la sécurité* *

IMPORTANT : cette prestation indirecte est délivrée par un service dédié, susceptible de la formaliser dans le PE/PS.

Le PE/PS décrit la répartition des locaux, leur affectation et leurs équipements.
Il présente, en complément, les dispositions prises en matière de sécurité générale, de maintenance, d'hygiène, de signalétique et d'accessibilité.

EXEMPLE DE DESCRIPTIF DES LOCAUX D'UN EHPAD

.1. Le rez-de-chaussée
▪ Un large portail d'entrée vitrée donne accès au hall d'accueil puis à la salle à manger des résidents et à la salle des familles.
▪ Deux couloirs donnent accès à trente chambres de résidents.
▪ A ce niveau se trouve également un espace animation, le salon de coiffure, le pôle administratif et des locaux techniques

.2. Le premier étage
▪ Ce niveau est doté de plusieurs espaces communs destinés au repas, à la balnéothérapie, à la relaxation et à la rééducation.
▪ Deux couloirs permettent d'accéder à trente chambres de résidents.
▪ A ce niveau se trouve également un espace animation, un salon, les bureaux de la psychologue et de la psychomotricienne ainsi que des locaux techniques.

.3. Le second étage
▪ Ce niveau est équipé d'un espace snoezelen, d'un espace repas et d'un espace de balnéothérapie.
▪ Deux couloirs distribuent les vingt-huit chambres des deux unités protégées.
▪ A ce niveau se trouve également un espace animation, un salon, une salle de repos pour le personnel ainsi que des locaux techniques.

.4. La configuration des chambres

▪ Chaque espace privatif a une superficie de 20 m² et se compose de deux pièces :

× La chambre disposant d'un lit médicalisé, d'une armoire encastrée, d'une table de chevet, d'une table roulante, d'un fauteuil, d'un bureau, d'une chaise, de rideaux et d'un store déroulant.

× Une salle de bain disposant d'une douche à l'italienne, d'un WC et d'un lavabo.

.5. Les espaces extérieurs

▪ La structure dispose d'un parc extérieur boisé, fleuri et sécurisé d'un demi-hectare.

LISTE DES OUTILS DE SECURITE POUVANT ÊTRE TRAITES DANS LE PE/PS

▪ La tenue du registre de sécurité, les contrôles et les maintenances obligatoires ;
▪ Les modalités de maintenance des locaux et des équipements ;
▪ La surveillance des accès : sas, badge, caméra… ;
▪ La disponibilité de pièces réfrigérées (EHPAD, MAS…) ;
▪ La disponibilité et la maintenance d'un groupe électrogène (EHPAD, MAS…) ;
▪ Les contrôles sur l'eau : tests de légionellose ;
▪ Les modalités d'entretien des espaces communs et privatifs…

6.3.3. *La restauration*

IMPORTANT : cette prestation indirecte est délivrée par un service dédié, susceptible de la formaliser dans le PE/PS.

Le PE/PS précise, en premier lieu, la place donnée à la restauration dans l'accompagnement de la personne.
Il présente, à la suite, les modes de gestion de la cuisine, d'élaboration des repas et de respect des normes alimentaires.

LISTE D'ELEMENTS A PRESENTER DANS LE PE/PS CONCERNANT LA RESTAURATION

- Le degré de qualité des repas servis ;
- Le mode gestion de la cuisine et ses motifs : en interne, externalisée ou intervention d'un prestataire externe au sein de la cuisine de la structure ;
- Le choix des produits et ses motifs : centrale d'achat, commandes groupées, circuit long, circuit court, produits bio… ;
- Les modalités du service de table ;
- La prise en compte des régimes sur prescriptions médicales ou pour des raisons culturelles.
- La gestion des normes alimentaires : lots test, circuit propre et circuit sale distinct, traçabilité des température, conservation des plats et des produits…

EXEMPLE DE PRESENTATION DE LA FONCTION RESTAURATION DANS LE PE/PS D'UN IME

- Notre IME a choisi de confectionner les repas sur place au sein d'une cuisine interne doté uniquement de professionnels salariés de l'établissement.
- Dans le même temps, nous achetons les produits de base « bio » dans le cadre de circuit courts.
- En effet, si la restauration ne constitue pas une prestation directe, la qualité gustative et nutritionnelle des repas participe intensément au bien-être des jeunes accueillis.
- Ces repas sont servies dans le cadre d'un self-service.
- Les menus sont validés dans le cadre d'une commission « menu ».
- Les régimes prescrits par le médecin de l'établissement sont respectés.
- Enfin, la sécurité alimentaire est garantie par la mise en œuvre trimestrielle d'audits réalisés par un prestataire extérieur.

6.3.4. *La lingerie*

IMPORTANT : cette prestation indirecte est délivrée par un service dédié, susceptible de la formaliser dans le PE/PS.

Le PE/PS développe les modes de déploiement de la fonction lingerie ainsi que les mesures d'hygiène qui lui sont liées.

LISTE D'ELEMENTS A PRESENTER DANS LE PE/PS CONCERNANT LA LINGERIE

- Indiquer les responsabilités en matière de marquage du linge ;
- Annoncer le mode de gestion du linge : en interne, externalisée ou intervention d'un prestataire externe au sein de la lingerie de la structure ;
- Identifier les équipements utilisés ;
- Déterminer les modes de prise en charge des différents types de linge : linge des résidents, linge plat, linge professionnel ;
- Présenter les modalités du respect éventuel des normes RABC en lingerie (circuit propre et circuit sale, équipements, produits) …

6.3.5. *Les transports*

IMPORTANT : la présentation de cette prestation indirecte dans le PE/PS revient au service administratif qui en assure majoritairement la gestion et professionnels des services techniques concernés.

Le PE/PS mentionnent les différents modes de transports internes ou externes, individuels ou collectifs et mobilisés au motif des activités de pilotage, de logistique et d'accompagnement de la personne.
Dans le document, sont, également, évoquées les dispositions prises en matière de sécurité et de fiabilité des transports.

LISTE DE DONNEES POUVANT ÊTRE TRAITEES DANS LE PE/PS EN MATIERE DE TRANSPORT

.1. Les modalités de transport en matière de pilotage

- Transports liés au processus de direction et d'encadrement ;
- Transports liés à la fonction information – communication ;
- Transports liés aux relations avec les partenaires et le territoire ;
- Transports liés à la démarche qualité et à la gestion des risques ;
- Transports liés à la gestion des Ressources Humaines ;
- Transports liés à la gestion administrative et financière.

.2. Les modalités de transport en matière de logistique

- Transports liés à la restauration ;
- Transports liés à la lingerie ;
- Transports liés à la maintenance des locaux, des équipements et à la sécurité.

.3. Les modalités de transport en matière de soins et d'accompagnement

- Transports liés aux soins somatiques, psychologiques et de rééducation fonctionnelle ;
- Transports entre le domicile de la personne et l'établissement ou le service ;
- Transports liés à l'accompagnement de la personne.

.4. La sécurité et la fiabilité des transports

- Modalités de maintenance des véhicules de la structure ;
- Conditions d'habilitation délivrée à des professionnels pour convoyer les personnes accueillies avec les véhicules de la structure et, éventuellement, dans leur véhicule personnel ;
- Extrait du contrat passé avec les compagnies de taxi…

6.3.6. *La pratique originale ou le témoignage illustratif*

IMPORTANT : ce travail se voulant illustratif, il ne nécessite pas la mobilisation d'une commission et peut être confié à un membre du comité de pilotage.

Rappel :
Le PE/PS, pour éclairer « la gestion administrative et financière » (comme pour chacune des autres sous parties) :

.1. Présente une initiative, une innovation, une pratique originale déployée par le dispositif dans ce domaine ;
.2. Ou insert un verbatim qui témoigne de la perception d'une partie prenante de l'établissement (personne accueillie, famille, partenaire, professionnel…) sur ce thème.

EXEMPLE D'UNE PRATIQUE ORIGINALE

Notre EHPAD délivre un badge d'accès à l'établissement aux familles des personnes accueillies.

6.3.7. *Les évolutions programmées*

IMPORTANT : les évolutions programmées relèvent de la stratégie et leurs définitions reviennent au comité de pilotage.

Rappel :
Ces évolutions portent sur des actions projetées mais non réalisées ou en cours de mise en œuvre.
Elles sont identifiables à partir de la formalisation du diagnostic (voir partie .4.1.1.).

EXEMPLE D'UNE ACTION

Nous projetons, au plus tard, fin 2023, d'équiper une salle de réunion d'un dispositif de visio-conférence.

7. DES ÉLÉMENTS COMPLÉMENTAIRES

7.1. LA LISTE DES ANNEXES DU PE/PS CONSEILLÉES

- Le glossaire ;
- La procédure d'admission ;
- La procédure du projet personnalisé ;
- La trame du projet personnalisé ;
- Les fiches de poste simplifiées : uniquement qualification et missions ;
- Le tableau récapitulatif des évolutions programmées ;
- Les fiches action relatives aux perspectives d'action ;
- Les fiches de présence aux commissions chargées de la révision du projet.

7.2. LES CONTRIBUTEURS AU PE/PS PAR SECTION

N.B. : Les objectifs opérationnels, la pratique originale ou le témoignage illustratif et les évolutions programmées, pour chaque section du document qui contiennent ses paragraphes, sont établis par le comité de pilotage du PE/PS.

SECTION DU PE/PS	CONTRIBUTEURS
.2. LES PREMIERES PAGES	
.2.1. La page de couverture	Comité de pilotage PE/PS
.2.2. Le sommaire du document	Secrétariat
.2.3. La fiche signalétique	Comité de pilotage PE/PS
.2.4. Le mot du directeur	Directeur
.2.5. La méthodologie d'élaboration du projet d'établissement	Comité de pilotage PE/PS
.3. LA PRESENTATION DU CONTEXTE	
.3.1. Le cadre législatif et réglementaire du CASF	Directeur
.3.2. Les autres codes	Directeur
.3.3. Les recommandations de bonnes pratiques	Directeur
.3.4. Les schémas et projets territoriaux	Directeur
.3.5. Le CPOM en vigueur	Directeur
.3.6. La dernière autorisation	Directeur
.3.7. L'histoire de l'Association	Gouvernance
.3.8. La synthèse du Projet Associatif	Directeur
.3.9. La synthèse du document unique des délégations	Directeur
.3.10. La synthèse du projet de siège	Directeur
.3.11. L'histoire de l'établissement	Directeur
.3.12. Le positionnement de l'établissement sur son territoire	Directeur
.3.13. La caractérisation de la population accueillie	Directeur
.3.14. L'organisation du dispositif par unité	Directeur
.3.15. L'organigramme du dispositif	Directeur
.3.16. La journée type de la personne accompagnée	Comité de pilotage PE/PS
.4. LE PILOTAGE DU DISPOSITIF	
.4.1. La politique et la stratégie	
.4.1.1. Le diagnostic	Comité de pilotage PE/PS
.4.1.2. La mission définie par le CASF	Comité de pilotage PE/PS

.4.1.3. La mission définie par la structure	Commission mixte
.4.1.4. Les objectifs généraux	Comité de pilotage PE/PS
.4.1.5. La finalité	Gouvernance
.4.1.6. Les valeurs	Commission mixte
.4.1.7. Les règles de vie	Comité de pilotage PE/PS
.4.1.8. La gestion des paradoxes	Commission mixte
.4.1.9. Les références théoriques	Commission mixte
.4.1.10. L'offre de service	Comité de pilotage PE/PS
.4.1.11. La pratique originale ou le témoignage illustratif	Comité de pilotage PE/PS
.4.1.12. Les évolutions programmées	Comité de pilotage PE/PS
.4.2. Les outils de pilotage	
.4.2.1. Les objectifs opérationnels	Comité de pilotage PE/PS
.4.2.2. La veille juridique	Directeur
.4.2.3. Le traitement des RBPP	Comité de pilotage DACQ
.4.2.4. La démarche qualité	Comité de pilotage DACQ
.4.2.5. Les outils d'évaluation et de gestion des risques	Comité de pilotage DACQ
.4.2.6. Les instances de pilotage, d'expression…	Comité de pilotage PE/PS
.4.2.7. Les outils et les modalités de transmission	Comité de pilotage PE/PS
.4.2.8. Les écrits professionnels	Comité de pilotage PE/PS
.4.2.9. Le système d'information	Comité de pilotage PE/PS
.4.2.10. La gestion du dossier unique de la personne	Secrétariat
.4.2.11. La pratique originale ou le témoignage illustratif	Comité de pilotage PE/PS
.4.2.12. Les évolutions programmées	Comité de pilotage PE/PS
.4.3. Les interactions avec l'environnement	
.43.1. Les objectifs opérationnels	Comité de pilotage PE/PS
.4.3.2. La politique partenariale	Comité de pilotage PE/PS
.4.3.3. La cartographie des partenariats	Comité de pilotage PE/PS
.4.3.4. Les modes de coordination avec les partenaires	Comité de pilotage PE/PS

.4.3.5. Les modes de communication avec les partenaires	Comité de pilotage PE/PS
.4.3.6. Les modes de contribution à l'évolution…	Comité de pilotage PE/PS
.4.3.7. La pratique originale ou le témoignage illustratif	Comité de pilotage PE/PS
.4.3.8. Les évolutions programmées	Comité de pilotage PE/PS
.5. LES PRESTATIONS DIRECTES	
.5.1. L'accompagnement en matière de droits	
.5.1.1. Les objectifs opérationnels	Comité de pilotage PE/PS
.5.1.2. La politique de bientraitance	Commission mixte
.5.1.3. Le document de prévention des risques…	Comité de pilotage DACQ
.5.1.4. Les modalités d'accès de la personne à son dossier	Comité de pilotage PE/PS
.5.1.5. Le droit à l'image et le partage d'information	Comité de pilotage PE/PS
.5.1.6. Les outils de la Loi 2002-2	Comité de pilotage PE/PS
.5.1.7. Les modalités de participation de la personne…	Commission mixte
.5.1.8. Les modalités d'association des familles et des aidants	Commission mixte
.5.1.9. L'ouverture des droits, la citoyenneté et pair-aidance	Commission mixte
.5.1.10. La pratique originale ou le témoignage illustratif	Comité de pilotage PE/PS
.5.1.11. Les évolutions programmées	Comité de pilotage PE/PS
.5.2. La personnalisation de l'accompagnement	
.5.2.1. Les objectifs opérationnels	Comité de pilotage PE/PS
.5.2.2. Le processus d'admission	Comité de pilotage DACQ
.5.2.3. Le processus du projet personnalisé d'accompagnement	Comité de pilotage DACQ
.5.2.4. Le processus de sortie et de fin de vie	Comité de pilotage DACQ

.5.2.5. Le suivi ultérieur des personnes sorties	Commission
.5.2.6. La coordination renforcée	Comité de pilotage PE/PS
.5.2.7. Le traitement des requêtes des personnes et des familles	Comité de pilotage PE/PS
.5.1.8. La pratique originale ou le témoignage illustratif	Comité de pilotage PE/PS
.5.1.9. Les évolutions programmées	Comité de pilotage PE/PS
.5.3. L'accompagnement en matière de vie quotidienne…	
.5.3.1. Les objectifs opérationnels	Comité de pilotage PE/PS
5.3.2. La vie quotidienne et la sécurité	Commission
.5.3.3. La vie en logement	Commission
.5.3.4. Les relations avec les proches et autrui	Commission
.5.3.5. La pratique originale ou le témoignage illustratif	Comité de pilotage PE/PS
.5.3.6. Les évolutions programmées	Comité de pilotage PE/PS
.5.4. L'accompagnement sur la scolarité et la vie professionnelle	
.5.4.1. Les objectifs opérationnels	Comité de pilotage PE/PS
.5.4.2. Les études et les activités de jour	Commission
.5.4.3. La préparation à la vie professionnelle	Commission
.5.4.4. Le soutien à la vie professionnelle	Commission
.5.4.5. La pratique originale ou le témoignage illustratif	Comité de pilotage PE/PS
.5.4.6. Les évolutions programmées	Comité de pilotage PE/PS
.5.5. L'accompagnement en matière de vie sociale et affective	
.5.5.1. Les objectifs opérationnels	Comité de pilotage PE/PS
.5.5.2. Autonomie en matière de déplacements	Commission

.5.5.3. Activités sociales et de loisirs	Commission
.5.5.4. Vie familiale, affective et sexuelle	Commission
.5.5.5. Gestion des ressources et protection	Commission
.5.5.6. La pratique originale ou le témoignage illustratif	Comité de pilotage PE/PS
.5.5.7. Les évolutions programmées	Comité de pilotage PE/PS
.5.6. Les prestations de soins	
.5.6.1. Les objectifs opérationnels	Comité de pilotage PE/PS
.5.6.2. Les soins médicaux et infirmiers	Commission
.5.6.3. Le circuit du médicament	Commission
.5.6.4. Les soins psychologiques, de rééducation…	Commission
.5.6.5. La pratique originale ou le témoignage illustratif	Comité de pilotage PE/PS
.5.6.6. Les évolutions programmées	Comité de pilotage PE/PS
.6. LES PRESTATIONS INDIRECTES	
.6.1. La gestion des Ressources Humaines	
.6.2.1. Les objectifs opérationnels	Comité de pilotage PE/PS
.6.1.2. La politique de GRH	Comité de pilotage PE/PS
.6.1.3. La GPEC	Comité de pilotage PE/PS
.6.1.4. La qualité de vie au travail	Comité de pilotage PE/PS
.6.1.5. Le développement des compétences	Comité de pilotage PE/PS
.6.1.6. La gestion administrative des RH	Service RH
.6.1.7. La pratique originale ou le témoignage illustratif	Comité de pilotage PE/PS
.6.1.8. Les évolutions programmées	Comité de pilotage PE/PS
.6.2. La gestion administratives et financières	
.6.2.1. Les objectifs opérationnels	Comité de pilotage PE/PS

.6.2.2. La fonction accueil	Service accueil
.6.2.3. La gestion administrative	Service administratif
.6.2.4. La gestion financière	Service financier
.6.2.5. La pratique originale ou le témoignage illustratif	Comité de pilotage PE/PS
.6.2.6. Les évolutions programmées	Comité de pilotage PE/PS
.6.3. Les prestations logistiques	
.6.3.1. Les objectifs opérationnels	Comité de pilotage PE/PS
.6.3.2. Locaux, équipements et sécurité	Service technique
.6.3.3. Restauration	Service restauration
.6.3.4. Lingerie	Service lingerie
.6.3.5. Transports	Service administratif
.6.3.6. La pratique originale ou le témoignage illustratif	Comité de pilotage PE/PS
.6.3.7. Les évolutions programmées	Comité de pilotage PE/PS

NOMBRE DE SECTIONS DU PE/PS TRAITEES PAR CONTRIBUTEURS	
Gouvernance	2
Directeur	16
Services secrétariat, accueil, administratif et financier	6
Service RH	1
Service lingerie	1
Service restauration	1
Service technique	1
Comité de pilotage du PE/PS	62
Comité de pilotage de la DACQ	8
Commissions mixtes	7
Commissions	14
TOTAL	119

7.3. LE TABLEAU DE CONCORDANCE ENTRE LE PLAN DU PE/PS ET SERAFIN PH

PRESTATIONS SERAFIN PH	PLAN DU PE/PS
.3.1.1.1. Pilotage et direction	.4.1.2. La mission définie par le CASF
.3.1.1.1. Pilotage et direction	.4.1.3. La mission définie par l'établissement ou le service
.3.1.1.1. Pilotage et direction	.4.1.4. Les objectifs généraux de l'établissement ou du service
.3.1.1.1. Pilotage et direction	.4.1.5. La finalité de l'établissement ou du service
.3.1.1.1. Pilotage et direction	.4.1.6. Les valeurs de l'établissement ou du service
.3.1.3.1. Communication	.4.1.7. Les règles de vie
.3.1.4.1. DACQ	.4.1.8. La gestion des paradoxes
.3.1.4.1. DACQ	.4.1.9. Les références théoriques
.3.1.1.1. Pilotage et direction	.4.1.10. L'offre de service
.3.1.4.1. DACQ	.4.2.3. Le traitement des recommandations de bonnes pratiques
.3.1.4.1. DACQ	.4.2.4. La démarche d'amélioration continue et de la qualité
.3.1.4.1. DACQ	.4.2.5. Les outils d'évaluation et de gestion des risques
.3.1.1.1. Pilotage et direction	.4.2.6. Les instances de pilotage, d'expression, de coordination
.3.1.4.1. DACQ	.4.2.7. Les outils et les modalités de transmission
.3.1.4.1. DACQ	.4.2.8. Les écrits professionnels
.3.1.3.2. Données personnelles et S.I…	.4.2.9. Le système d'information
.3.1.3.2. Données personnelles et S.I…	.4.2.10. La gestion du dossier de la personne accueillie
.3.1.5.1. Coopérations, conventions…	.4.3.3. La cartographie des partenariats
.3.1.5.1. Coopérations, conventions…	.4.3.4. Les modalités de coordination partenariale

.3.1.5.1. Coopérations, conventions…	.4.3.5. Les modes de communication avec l'environnement
.3.1.5.2. Appui ressources…	.4.3.6. Les contributions à l'évolution de l'environnement
.2.3.1.2. Exercice des droits…	.5.1.3. Le document des risques liés aux vulnérabilités…
.2.3.1.2. Exercice des droits…	.5.1.4. L'accès de la personne accueillie à son dossier
.2.3.1.2. Exercice des droits…	.5.1.5. Le droit à l'image et le partage d'information
.2.3.1.2. Exercice des droits…	.5.1.6. Les outils de la Loi 2002.2
.2.3.1.2. Exercice des droits…	.5.1.7. La participation de la personne ou de son représentant légal
.2.3.1.2. Exercice des droits…	.5.1.8. L'association des familles et des aidants et le soutien proposé
.2.3.1.2. Exercice des droits… .2.3.5.1. Ouverture des droits…	.5.1.9. L'accompagnement à l'exercice et à l'ouverture des droits…
.2.3.1.2. Exercice des droits…	.5.2.2. Le processus d'admission
.2.3.1.1. Expression du projet personnalisé	.5.2.3. Le projet personnalisé d'accompagnement
.2.3.1.2. Exercice des droits…	.5.2.4. Le processus de sortie ou de fin de vie
.2.3.4.4. Accompagnement après sortie	.5.2.5. Le suivi ultérieur des personnes sortantes
.2.3.4.1.1. Coordination renforcée	.5.2.6. La coordination renforcée
.2.3.1.2. Exercice des droits…	.5.2.7. Le traitement des requêtes des personnes accueillies…
.2.2.1.1. Vie quotidienne .2.2.1.3. Décisions adaptées et sécurité .2.3.2.2. Activités domestiques	.5.3.2. L'accompagnement à la vie quotidienne et à la sécurité

.2.3.2.1. Vivre en logement	.5.3.3. L'accompagnement pour vivre dans un logement
.2.3.4.1. Liens avec proches et voisinage .2.2.1.2. Relations avec autrui	.5.3.4. L'accompagnement à la relation…
.2.3.4.3. Autonomie / déplacements	.5.4.2. L'accompagnement à l'autonomie en matière de déplacement
.2.3.4.2. Activités sociales et de loisirs	.5.4.3. L'accompagnement à la participation aux activités sociales…
.2.3.3.5. Vie familiale, affective et sexuelle	.5.4.4. L'accompagnement à la vie familiale, affective et sexuelle
.2.3.5.2. Gestion des ressources .2.3.5.3. Protection des adultes	.5.5.5. L'accompagnement à la gestion des ressources de la personne…

PRESTATIONS SERAFIN PH	**PLAN DU PE/PS**
.2.3.1.1. Gestion des Ressources Humaines	.6.1.2. La politique de Gestion des Ressources Humaines
.2.3.1.1. Gestion des Ressources Humaines	.6.1.3. La Gestion Prévisionnelle des Emplois et des Compétences
.2.3.1.1. Gestion des Ressources Humaines	.6.1.4. La qualité de vie au travail
.2.3.1.1. Gestion des Ressources Humaines	.6.1.5. Le développement des compétences
.2.3.1.1. Gestion des Ressources Humaines	.6.1.6. La gestion administrative des Ressources Humaines
.3.1.2.2. Gestion administrative	.6.2.2. La fonction accueil
.3.1.2.2. Gestion administrative	.6.2.3. La gestion administrative
.3.1.2.1. Gestion budgétaire…	.6.2.4. La gestion financière
.3.2.1.1. Locaux pour héberger	.6.3.2. La gestion des locaux et de la sécurité

.3.1.2.2. Locaux pour accueillir de jour .3.1.2.3. Locaux soins / rééducation… .3.1.2.4. Locaux pour gérer, manager… .3.2.1.5. Hygiène, entretien… des espaces	
.3.2.2.1. Repas	.6.3.3. La restauration
.3.2.3.1. Lingerie	.6.3.4. La lingerie
.3.1.6. Transports liés à gérer, manager… .3.2.4.1. Transports liés à accueillir… .3.2.4.2. Transports liés à soins, rééducation .3.2.4.3. Transports liés à autonomie… .3.2.5. Transports liés à restauration, lingerie	.6.3.5. Les transports

7.4. UN EXEMPLE DE FICHE ACTION

FICHE ACTION N° 1	
Définition	Elaboration et mise en œuvre d'une grille des compétences sociales de la personne accueillie
Objectifs	→ Identifier les besoins des personnes accueillies → Evaluer la progression de leurs compétences → Repérer l'évolution de la typologie de la population accueillie → Mesurer l'impact global des prestations d'accompagnement
Pilote	→ Chef de service
Moyens	→ **Humains :** chef de service, secrétaire → **Organisationnels :** mise en place d'une instance transversale dédiée → **Matériels :** salle de réunion, bureautique → **Financiers :** coûts de bureautique
Echéance	→ Mars 2022
Déploiement	.1. Créer, définir, installer la commission chargée de l'élaboration de la grille .2. Etudier les grilles existantes et leur méthodologie .3. Identifier les indicateurs adaptés à la population accueillie .4. Construire les domaines d'indicateurs pertinents .5. Doter chaque domaine des indicateurs adaptés .6. Outiller la grille avec une définition précise des indicateurs .7. Fixer une échelle de cotation des indicateurs .8. Présenter la grille à l'équipe pluridisciplinaire (EPD)

	.9. Après ajustement, obtenir la validation de la grille par l'EPD .10. Obtenir la validation de l'outil par la direction .11. Modifier la procédure du PPA et, si besoin, sa trame .12. Déployer la procédure accompagnée de la trame révisées du PPA et la grille des compétences sociales
Evaluation	→ Effectivité : .1. Validation de la grille à l'échéance fixée .2. Taux de grilles remplies annuellement sur nombre de personnes accueillies → Impact : .1. Dans le temps, mesurer si cet outil améliore la concordance entre les besoins de la personne et les actions fixées dans le PPA .2. Dans le temps, mesurer si l'outil à favoriser un accroissement des compétences sociales chez les personnes accueillies

CONCLUSION

Ce guide vise un double objectif, celui d'être exhaustif et celui d'éviter la complexité. Nous espérons que le défi est relevé et que l'itinéraire tracé pour réviser ou élaborer votre projet d'établissement ou de service vous aura conduit à bon port.

Le document nommé « projet d'établissement ou de service » n'est pas seulement le résultat de recherches et de réflexions partagées et transversales mais doit constituer, surtout, le référentiel de votre dispositif.

Tout d'abord, il rappelle le cadre dans lequel votre structure déploie ses activités. Puis, il définit la politique et la stratégie de l'organisation. Enfin, il précise les principes d'action qui modélisent l'accompagnement de la personne, les soins qui lui sont apportées et la manière dont les moyens de l'établissement ou du service sont gérés.

Sans ce socle, sans cette boussole, le risque est grand que le vaisseau s'exonère de son cap, que le commandant du navire délivre des consignes inaudibles, que les matelots manœuvrent à contre sens, en somme que le bâtiment soit balloté au gré de trop d'incertitudes.

La formalisation d'un projet d'établissement ou de service performant constitue un facteur clé de succès et se doit, à ce titre, d'être pilotée avec une grande rigueur méthodologique et une attention soutenue.

Comme l'a écrit Sénèque : « Si le navigateur ne sait de quel port il vient, ni vers quel port il va, alors aucun vent ne lui sera favorable ».

GLOSSAIRE

ANESM : Agence Nationale de l'Evaluation et de la qualité des établissements et des services Sociaux et Médico-sociaux
ARS : Agence Régionale de Santé
ASE : Aide Sociale à l'Enfance
CAMPS : Centre d'Action Médico-Sociale Précoce
CASF : Code de l'Action Sociale et des Familles
CCAS : Centre Communal d'Action Sociale
CFG : Certificat de Formation Général
CHRS : Centre d'Hébergement et de Réadaptation Sociale
CMPP : Centre Médico-Psycho-Pédagogique
COPIL : Comité de Pilotage
CPOM : Contrat Pluriannuel d'Objectifs et de Moyens
CSE : Comité Social et Economique
CV : Curriculum Vitae
CVS : Conseil de Vie Sociale
DACQ : Démarche d'Amélioration Continue et de la Qualité
DGCS : Direction Générale de la Cohésion Sociale
DIPC : Document Individuel de Prise en Charge
DUD : Document Unique des Délégations
EHPAD : Etablissement d'Hébergement pour Personnes Agées Dépendantes
EPRD : Etat Prévisionnel des Recettes et des Dépenses
ERRD : Etat Réalisé des Recettes et des Dépenses
ESAT : Etablissement et Service d'Aide par le Travail
ESMS : Etablissements Sociaux et Médico-Sociaux
ETP : Equivalent Temps Plein
FAM : Foyer d'Accueil Médicalisé
FINESS : Fichier National des Etablissements Sanitaires et Sociaux
GOS : Groupe Opérationnel de Synthèse
GPEC : Gestion Prévisionnelle des Emplois et des Compétences
GRH : Gestion des Ressources Humaines
HAD : Hospitalisation A Domicile
HAS : Haute Autorité en Santé
IGAS : Inspection Générale des Affaires Sociales
IGF : Inspection Générale des Finances
IME : Institut Médico Educatif

ITEP : Institut Thérapeutique, Educatif et Pédagogique
MAS : Maison d'Accueil Spécialisée
MECS : Maison d'Enfants à Caractère Social
MDPH : Maison Départementale des Personnes Handicapées
PAG : Plan d'Accompagnement Global
PE/PS : Projet d'Etablissement/Projet de Service
RAPT : Réponse Accompagnée Pour Tous
RBPP : Recommandation de Bonnes Pratiques Professionnelles
RGPD : Règlement Général sur la Protection des Données
RH : Ressources Humaines
SAMU : Service d'Aide Médicale Urgente
SAVS : Service d'Accompagnement à la Vie Sociale
SERAFIN PH : Services et Etablissements : Réforme pour une Adéquation des financements aux parcours des Personnes Handicapées
SESSAD : Service d'Education Spécialisée et de Soins à Domicile
SWOT : Forces/Faiblesses/Opportunités/Menaces
TIC : Technologies de l'Information et de la Communication
USB : Bus Série Universel
VIH : Virus de l'Immunodéficience Humaine

WEBOGRAPHIE

→ Recommandations de bonnes pratiques professionnels et guides : www.has-sante.fr

→ Code de l'Action Sociale et des Familles : https://www.legifrance.gouv.fr

→ Nomenclature des prestations SERAFIN PH : https://www.cnsa.fr

TABLE DES MATIERES

4.3.8. Les évolutions programmées ... *143*

Structures éditoriales du groupe L'Harmattan

L'Harmattan Italie
Via degli Artisti, 15
10124 Torino
harmattan.italia@gmail.com

L'Harmattan Hongrie
Kossuth l. u. 14-16.
1053 Budapest
harmattan@harmattan.hu

L'Harmattan Sénégal
10 VDN en face Mermoz
BP 45034 Dakar-Fann
senharmattan@gmail.com

L'Harmattan Cameroun
TSINGA/FECAFOOT
BP 11486 Yaoundé
inkoukam@gmail.com

L'Harmattan Burkina Faso
Achille Somé – tengnule@hotmail.fr

L'Harmattan Guinée
Almamya, rue KA 028 OKB Agency
BP 3470 Conakry
harmattanguinee@yahoo.fr

L'Harmattan RDC
185, avenue Nyangwe
Commune de Lingwala – Kinshasa
matangilamusadila@yahoo.fr

L'Harmattan Congo
67, boulevard Denis-Sassou-N'Guesso
BP 2874 Brazzaville
harmattan.congo@yahoo.fr

L'Harmattan Mali
ACI 2000 - Immeuble Mgr Jean Marie Cisse
Bureau 10
BP 145 Bamako-Mali
mali@harmattan.fr

L'Harmattan Togo
Djidjole – Lomé
Maison Amela
face EPP BATOME
ddamela@aol.com

L'Harmattan Côte d'Ivoire
Résidence Karl Cité des Arts
Abidjan-Cocody
03 BP 1588 Abidjan
espace_harmattan.ci@hotmail.fr

Nos librairies en France

Librairie internationale
16, rue des Écoles
75005 Paris
librairie.internationale@harmattan.fr
01 40 46 79 11
www.librairieharmattan.com

Librairie des savoirs
21, rue des Écoles
75005 Paris
librairie.sh@harmattan.fr
01 46 34 13 71
www.librairieharmattansh.com

Librairie Le Lucernaire
53, rue Notre-Dame-des-Champs
75006 Paris
librairie@lucernaire.fr
01 42 22 67 13

www.ingramcontent.com/pod-product-compliance
Lightning Source LLC
LaVergne TN
LVHW050653051026
849532LV00002B/624